失語症の詩(うた)

――失語症・片マヒ　で・も・や・れ・る

渡辺　鋼

本の泉社

はじめに

それは、突然やってきた。

ある夜、脳梗塞におそわれたのだ。２００９年10月3日のことだった。

そのころの私はといえば、35年間勤めた会社を定年退職。時代の逆回転のなか、人間の尊厳を取り戻す裁判に原告団長としてかかわり、２００４年3月、２００７年1月に勝利和解。新しい組合、重工業産業労働組合の結成。自分でいうのもなんだが、よく働き、よく語り、よく飲み、よく歌い、忙しくも充実した日々を送っていた。

それが、なんと脳梗塞による失語症と右半身マヒ。右上肢2級、右下肢4級、介護保険要介護1という診断・判定。それが私だった。

急性期処置で最初に入院した多摩北部医療センターに1ヵ月。やがて、清瀬リハビリテーション病院に移り、リハビリがはじまった。

多摩北部医療センターの担当の言語聴覚士（ＳＴ）は若い女性だった。さっそくコミュニケーションの回復をはかるための療法・訓練がおこなわれた。ＳＴが1枚の絵を掲げてやさしく問いかける。

「この絵の中に何がありますか？」

もちろん、その絵に、何が描かれているかくらい私にだって分る。その名称も分っている。だからすぐに答えられるはずだった。ところが、頭の中で分っていても、どうしても声にならない。悲しかった。こんなことが繰り返されると無性に腹が立った。

「こんなことやって、何になるんだ」と言いたいが、怒りも声に出せない。

死にたいと思ったのはそんなときだ。

片マヒで手足も動かない。声も出ず、思考は停止しているような状態だ。かたくなで、とりつくしまもない私に、家族はどんなに困惑したことだろう。

でも一番途方にくれていたのは私だった。今まで自分を支えてくれたものが、何もなくなった気がした。これで人生が終わるのか、何の希望もない状態だった。

清瀬リハビリテーション病院になってから落着きもでてきて、最初は、すんなりとは聞けなかった言葉がうけとめられるようになった。何をどうしたのか、どう変わっていったのか、いまとなってはその全部は思い出せないが、「希望」に連なる響きとして、がんばれば回復するという確信が心に刻まれたようだ。百瀬瑞穂STは今思うと強烈な印象だった。


ここから、言葉を話す力、書く力をとりもどそうとする日々がはじまった。

脳卒中や事故などで、話す、聞く、読む、書くなどが突然できなくなり、心ならずも失語症となった人は、日本中に50万人もいるという。私もその1人だ。

失語症者にならないと、失語症者の話すこと書くことの大変さはわからない。

その大変さも語らなければ、誰にも伝わらない。

思っているすべてのことを、文章にできたらどんなにいいだろう。私は、それをやってみたいと思った。でも、それは簡単なことではなかった。

はじめは、その日の出来事を箇条書きにすることもできなかった。リハビリ日記は少しずつ少しずつ。

それでも、積み重ねることで見えてくるものもある。まるでくりかえしのように思える日々の訓練やとりくみのなかでも、書いているうちに、語彙も書く力もだんだんよくなることを実感した。

やがて、失語症者の私が書いた文章をみんなに読んでもらいたい。いつかは本にしたいと思うようになった。

私の書いたものを、『失語症の詩』として出版しないかという声かけをいただいたのは、ちょうどそのころだった。

私は、失語症者にこそ、話すこと、文章が書けるうれしさや楽しさを、もう一度とりもどしてもらいたいという気持ちで、この本を書いた。

この本が、失語症への理解を広め、私を含めた失語症者や家族へのエールになれば幸いだ。

【目次】

3 失った機能の回復

4　言葉をつなぎ、文章として表現する

5　聞いてよ！　群読「私たちの詩」

6　おいでよ！　おしゃべりカフェへ　——失語症者がやる——

序 『失語症の詩』発刊によせて

渡辺鋼さんという人

山本　弘子

渡辺鋼さんという人

山本弘子　日本失語症協議会理事　言語聴覚士

渡辺鋼さんとは東京都東村山市で活動している「北多摩失語症友の会若竹」で知り合いました。いつも穏やかな笑顔を浮かべている仲間思いの温厚な方です。でも、その胸には新鮮な好奇心と熱い情熱を秘めておられます。私たちはいつも親しみを込めて〝鋼さん〟と呼ばせていただいています。

数年前、失語症友の会の旅行にごいっしょしたときのことでした。20分の予定で水族館をいっしょに見学していて、私は鋼さんの車いすを押させていただいていました。車いすの高さはちょうど水槽を正面に見ることができて、魚たちの素早い、美しい泳ぎに「すごい!すごい!」と2人で見とれ、うっかり私たちだけ予定の時間をはるかにオーバーしてしまいました。慌ててほかの方々が怒りの表情で待つバスに乗り込み、「ほら、鋼さん、みんなに謝らなきゃ‼」と焦る私をしり目に、鋼さんはすくっと立ち上がり、「いやあーー、私は、障害者になって本当に良かった。こんなにゆっくり水族館を見られたのは初めてだ！」と紅潮した顔で仰ったのでした。私はびっくりし、また、感動しました。「障害があることは恥ずかしいことではないが、少なくとも不便ではあるし、〝良かった〟と言えることではない。特に、ことばの障害は見えない障害であるがゆえに周囲に理解されにくいこともあり、ご本人もご家族も多くのストレスを抱えて暮らしていらっしゃる場合が多い」と認識していたからです。

私のそんな狭い料簡を鋼さんは軽く打ち破ってくれました。「何にでも前向き」と表現しては単純すぎるでしょうか。人間としての逞しさと素晴らしさを感じさせていただいた印象的な出来事でした。

今回発行された本書にも、「新しい自分が楽しい。失語症になって自分を見つめた分、新しい発見があるように思う」と書いていらっしゃいます。もちろん、そのような境地に至るまでに長い苦難の日々があったことでしょう。それもまた、本書に詳しく書かれていますので、どうぞ本文をお読みください。

多くの失語症のある方やご家族、またさまざまな障害を抱えた方々に読んでいただければ、きっと皆様の宝物となる一冊だと思います。

鋼さんは、正義の人でもあります。本著の「暴言事件のこと」はそれをよく表している事件でした。ご自宅近くで杖をついてお散歩中、近くの学校教職員の車に接触されそうになったことがありました。車中の教職員と思しき人から暴言を吐かれ、鋼さんが必死に覚えた車のナンバーから当事者を探り当て、学校側に抗議したにも関わらず、障害があるゆえに甘くみられたのか、嘘までついて自らの行いに反省を示さなかった方に対して泣き寝入りせず、最終的には当事者、関係者にきちんと謝罪させた、という事件でした。

鋼さんは曲がったことが大嫌いです。失語症があってもきちんとご自分の怒りを表現し、多くの方の支援を受けながらも自分の意思を貫いて最後は誤った相手を諭す、というところまで行われたことはとても立派なことと、この話を聞いたときも、「さすが鋼さん」と私は感動しました。

「失語症」は話すこと、書くこと、聞いて理解すること、読んで理解することがそれそれある程度ずつ難しくなる障害です。タイプと重症度によって、ご自分の名前すらいえないほどまったく話せない方、逆にすらすら言葉は出るが、言い間違いを多く含んでいて、何を言いたいのかわからない方、もの忘れのようにときどき言葉が出ない程度の方など、さまざまな方がいらっしゃいます。しかしどの方も、失語症だけであれば周囲の状況から自分のすべきことを行うこと、相手の気持ちを察すること、考え、判断し、実行することなどは障害されません。考える、感じられるのはよいことですが、思いがあるのに表現できない、というのは大変歯がゆく、苦しいことです。手足が自由に動かせないのも辛いですが、辛いことを「辛い」と表現できないことが人間にとって最も耐えがたいことなのではないかと思います。身近に失語症のある方がいらっしゃる方はことばを超えたところにある一人一人の思いに何とか辿り着き、察してあげられる勘のよい会話相手になってあげていただきたいと思います。

鋼さんは幸いなことに軽度~中等度程度の失語症で、お会いするごとに言葉が出るようになっていかれました。でも、世の中にはもっと重度でほとんど話せない失語症の方もたくさんいらっしゃるのです、ただ、その方々も、「誰とでも話したい。気持ちを通じ合わせたい」という思いは持っていらっしゃるのです。その願いが叶うかどうかは周囲の方々がどれほど失語症の方の良き理解者、よい聞き手であるか、にかかっています。失語症のある方がことばを発しようとしていたら、どうぞゆっくり待ってください。

そして、どうしてもことばが出ないようなら、「○○のことですか?」「△△のことですか?」と聞いてあげてください。失語症の方に話しかけるときはゆっくり、短い言葉で話してください。最後にお互いの言いたいことが通じ合ったらいっしょに喜んでください。そうした経験の積み重ねが少しずつ失語症をよくしていくのです。

失語症のような大変な障害を抱えながらも仲間とともに何年にもわたって自分の可能性に挑戦し続けている鋼さんはやはり、とても立派な方です。鋼さんの周囲にいつも応援する人や頼りにする人が集まってくるのも、その強く大きな「人間力」によるものでしょう。

本著をお読みになることがきっかけに、失語症のある方の心に希望の灯がともりますように、また一人でも多くのお仲間ができますよう、心よりお祈り申し上げます。

２０１６年　秋

1

発症のころ――失語症ってなんだ

意識はぼんやり、なにもかも腹立たしかった

脳梗塞で入院した当初の私は、ぼんやりとした意識のなかにあった。自分にどういうことが起きたのかよくわからない状態だった。

少したつと、どうにも追いつめられた気分におそわれた。今まで自分を支えてくれたものをすべて失い、これで人生が終るような、なんの希望もない状態だった。

ただただ無性に腹立たしかった。

今思うと、こうした気分と状態から逃れるまでが、一番大変だった気がする。

リハビリを担当する医師に、

「あなたは、手足より言語がダメですね」と言われたことがある。

確かに言葉が出ない私に、これ以上ショックな言葉はなかった。

後になって、この医師は、正確な状況を言ってくれただけだったことが、よくわかった。でもそのときの私は、この医師が嫌いだった。この医師の「身のまわりのことは、できるようになります」という励ましの一言でさえ「じゃあ、他のことは全部、できないのかよ」とひねくれて取るようなことが多かった。

実は、自分でもヤメにしようと思っていた車の運転も、他人から「運転は、やめたほうがいいですね」などと言われると、反発したくなった。命令口調の人には、腹が立った。反対に、幼児のように扱う人も大嫌いだった。なんで私が、こんな扱いを受けなきゃならないのかと思い、憤慨した。

医療関係者は、

「みんな私を馬鹿者扱いしている」と思いこんだこともある。

後日聞いたところによると、そんな私を、弟や妻はハラハラしながら見ていたという。でもそれは、しかたがないことだった。

漠然と死ぬことを考えていた。しかし、すぐに忘れてしまい、また思い出す。そんな状態が何日か続いたと思う。

そんなとき、夢を見た。たぶん昼だったと思う。自分が水の中にいて、水の音がサラサラと流れ、とても気持がいいので、これが「めいど」だと思った。夢の中では死ぬという意識はなく、こっちもいいなと誘われる気持だったと思う。あの水音は、いまも忘れられない。

失語症は治る?

あのころの私は、失語症も、風邪のように、しばらくすれば治るものだと思っていた。ところが、何日たっても、声が出ない。まして、考えがなかなかまとまらない。さすがに、これは変だと思った。

そのうちに、私の病気は、脳がやられているのだということが、わかるようになった。これは、もう治らないと思いショックだった。

しかし、ありがたいことに、脳は、部分ごとに受け持っている機能がちがうらしい。やられたその部分は一生治らないが、障害をうけていない外の部分が働きだし、経路を開拓しておぎなう、代償機能や部分的な再生能力を発揮するということも知った。

それは自分には初めてのことばかりだった。

そうか！　それなら時間がかかるが、あきらめなくてもいいのだ。

しかし、それを理解し受け入れるためには、一ヵ月以上の時間が必要だった。

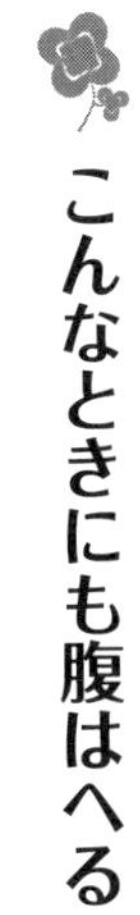

こんなときにも腹はへる

私の内臓は、どこも悪くはない。こんなときにも、食欲はいつもあり、お腹は減る。生きる方が楽だと思った。希望して病院食を「大盛」に変えてもらったほどだ。それを、ぜんぶ残さず食べていたのだから驚く。いま考えても、食べすぎだったと思う。

いまさらだったが、やっと、自分以外のことに目がいくようになった。病院なのだから、あたりまえなのだが、世の中には病気の人がたくさんいることを知った。

私もその一人だということに、やっと気づいたのもこのころだ。

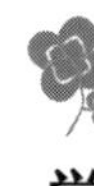

覚書＝発症から入院まで

そうだ、脳梗塞を発症、病院に緊急搬送されるまでのことを、「覚え書き」として記しておこう。

実は私には、ほとんど記憶がない。あとで妻から聞かされたものだ。

その前夜の私は、全国7ヵ所で2日間のアスベスト被害者電話相談が終わり、くたくたになって帰宅した。

遅い食事をしながら「今日は疲れた」を連発していたという。私の顔をじっと見ていた妻が、突然聞いた。

「ねえ、何で笑っているの？」妻には、私の口角があがり、口元が少し歪んでいるように見えたらしい。私は

「笑ってなんかいないよ。今日は、もう寝る」と答えたそうだ。実際に、私は、すぐに眠ってしまったようだ。

妻は、私の身体まで少し歪んでいる気がして、ふっと不安になったが、「疲れなら寝るのが一番。今夜は遅いから、様子をみて、明朝いっしょに病院に行こう」と自分に言い聞かせたそうだ。

それでも不安を拭えなかった妻は、私を気遣い、ずっと見守っていた。夜中には、声をかけた。ところが、いつものような返事がない。これは、「様子が変だ」と判断。すぐに救急車を手配した。私は、命拾いをしたのだ。

到着した病院では、さらなる梗塞が起こり、脳梗塞と診断された。

後で考えると、多少の異変や予知はあったのかもしれない。たとえば、いくら飲んでも大丈夫だった私が、2～3年前から自分からはお酒は飲まなくなり、誘われるときだけにしていた。しかし、これまで重ねた無理がたたり、いっぱいいっぱいになった頭や身体が、さまざまな形で、悲鳴をあげていたのだろうか。

2　もう一回歩き始める

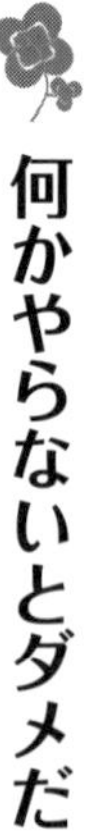

何かやらないとダメだ

退院してすぐに、本は捨てることにした。大きな本棚4個分を棄てた。妻は、「なにもそこまでやらなくても」と言ったが、私はもっとやりたかった。そのときの私には、本は、もはや理解できないものでしかなかったからだ。がまんしたのは、自分だけでは重いものを運べなかったからだ。

私は、手足が不自由で、失語症もあるのだから、これからは、今までチャレンジしなかったことをやればいいと思いはじめたのだ。

入院しているとき、そのチャレンジしなかったあれこれを考えてみた。絵が浮んだのは、消去法にすぎなかった。発病して初めての正月をすぎたころから、暇に任せてスケッチブックに絵を描いていた。もともと積極的に絵が好きというものではなかったが、私は、3年目からは版画をはじめることにした。
私の弟は、長野で農業をやっている。版画をはじめたいというと、すぐに対応してくれた。私のために陶芸のろくろを改造して、片手だけで操作できる版木台を作ってくれたのだ。しかも、ろくろの裏側には、ベアリングが埋めてある。これが、なかなかの優れもので、版木を自由に転回できる。しかも、固定もできるため、片手でも版画ができるようになった。

版画は、彫ったら修正できない。運にまかせるしかないのが気に入った。やがて、絵と版画は違うところがあることに気がついた。明るいところと暗いところが逆になるとか、線が黒でなくて白になるなど、この落差には驚いた。これも、せっかく習得してもすぐ忘れて、失敗の連続だった。

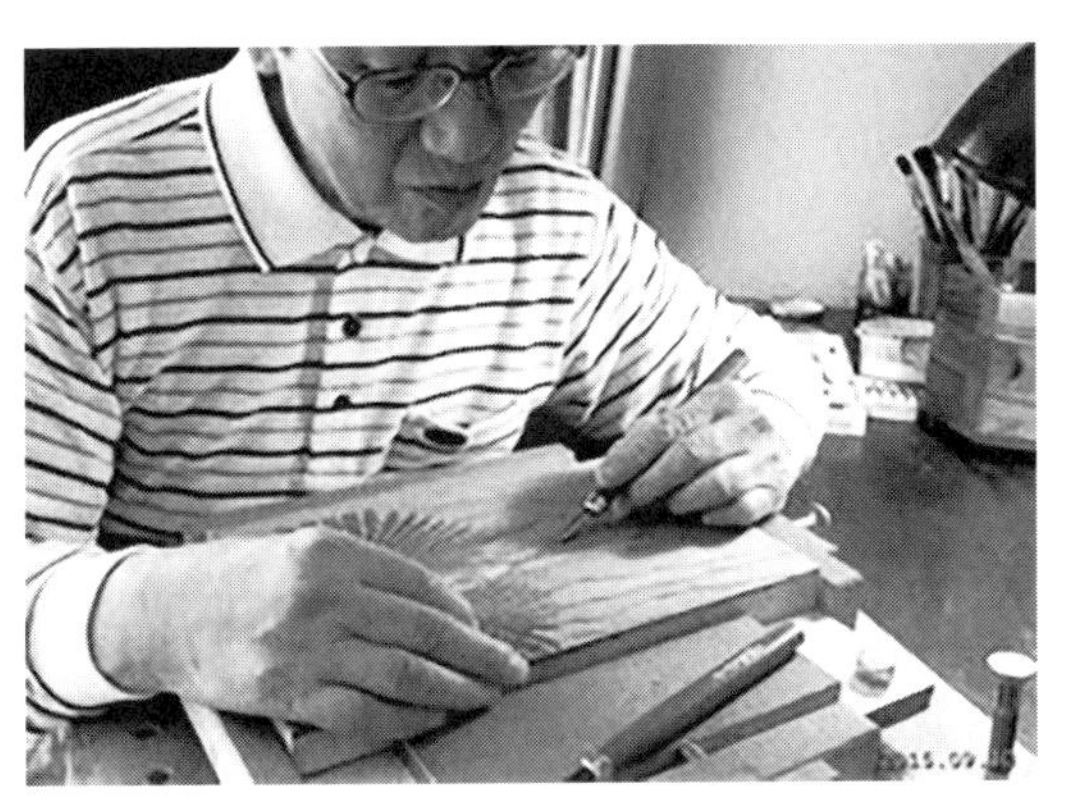

そのうち、だんだんおもしろくなってきた。絵や版画が新しい楽しみになった。今までとは、まったく違ったことをやる快感をちょっと感じた。言葉も頭のまわりも以前ほどにはもどらないが、生きられることもわかった。

ならば、以前とは別のことをやればいいと、気が軽くなった。絵も版画も気持のままに描こうと思った。見よう見まねでやるようにした。だんだん楽しくなった。画材の鳥にもいろいろな特徴があることもわかった。工夫や努力がむくわれ、思うようにでき上がるとうれしかった。

失語症の仲間が、自分の作品をカレンダーにしたのを見て、私も版画のカレンダーをつくることにした。2012年からはじめた鳥を題材にしたこの版画カレンダーは、思いがけず好評だった。受け取った仲間からのたくさんの反響や激励もありがたかった。

この版画カレンダーの印刷は、「ゆずりは」にお願いしている。

「ゆずりは」は、失語症者が働く職場であり、言語教室でお世話になった相馬肖美

ＳＴが理事長をやっている。

〈版画カレンダー作品（水彩画をふくむ）の一部をＰ38から掲載〉

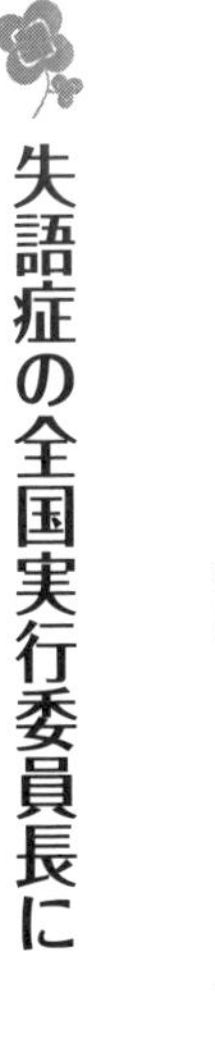

失語症の全国実行委員長に

２０１３年の失語症全国大会は、東京の多摩地区で開催されることになり、私が実行委員長をつとめることになった。

引き受けたものの、ある意味では、それほど大変なものだとは、思ってもみなかった。実行委員長とはいっても、実際は事務局の人（つまり健常者の人）がやるのだと思っていたのだ。

ところが、ふたをあけてみると、失語症者の実行委員会がやらないと、話がすすまないようになっていた。そのうえで、事務局もやるのだと、いまさらながら思い知らされた。

会議は、4時間や5時間くらいはあたりまえという状態。失語症者がそこまでやるかという激しいものだった。そのころの私は、まだ頭痛や体のマヒ痛が続いていた。

いま思うと、けっこう痛くて苦しいときだった。そのときは、痛いのはあたりまえだと思っていたが、それでもつらいときもあった。

２０１２年9月から翌年の4月までは、月1回の実行委員会と会場の下見などがあった。5月は、6月の本番にむけて打合せなどがあった。事務局の会議でやれば（失語症者の実行委員を除けば）もっとスピードは早かったと思う。でも、失語症者の大会だからこそ、それをやらなかったのだと思って、実行委員はみんなでがんばった。

しかし、失語症者だけでは何もできないことも痛感した。事務局の人は、私たちが気づかないことや細かいことを、全部やってくれたのだった。私たちの日常が、家族と医療関係者や支援者たちによって成り立っていることも、よくわかった。

この第29回失語症全国大会（6月7〜8日開催。於：多摩永山情報教育センター）は、成功した。私は、これで少し自信がついた気がした。助けてくれる人は、たくさんいることも知った。私が発症してから4年目のことだった。

その後も、失語症者として話す機会が増え、私を変えていった。

◎２０１４年11月15日（土）
失語症者になって（多摩市失語症友の会・こだま主催）

◎２０１４年11月24日（月）
失語症のつどいｉｎ首都圏（武蔵野市民文化会館）

◎２０１４年12月６日（土）
失語症を知って下さい（内閣府主催・有楽町朝日ホールスクエア）

第29回失語症友の会 全国大会にあたって

東京・多摩実行委員長
渡辺 鋼

ご挨拶

全国の失語症のみなさん、家族のみなさん、元気ですか。
今年は東京でも、ちょっと外れの多摩地区で大会をやります。

みんな知っているように、失語症は話なせない、聞こえにくい、
書けない、読めない病気です。つまりコミュニケーション病です。
自分が独りぼっちになります。家族がいれば救われますが、
それでも自分をなかなか分かって貰えず苦しむのです。

ほかの麻痺などがある人は、もっと大変ですが、ほかは健常者と
同じに見える失語症者も、初めは死にたいと思った人が多数派
でしょう。
今でも、普通の会話についていけず、黙り込むことが日常です。
言いたくても言えないことがしょっちゅうです。

失語症者の闘病記を読んで参考にしたくても、誰かが読んでくれないと駄目です。まして自分で書くなんてちょっと無理です。


それに、言葉が出ないと頭の中で気が付くのが大変遅いのです。言葉が出ないと頭の中がぼんやりしたまま、一日を過ごすようになります。

言葉は人間として生きるためには必要なんです。


私たちは、少しづつ回復しています。みんなレベルは違うけれど、みんな頑張っています。

失語症者には、話し相手が必要です。

そのためには仲間づくりが必要です。

失語症者も積極的にそのことを主張しなければならないと思います。


失語症者の苦しみを世間はあまり知らないと思う。

今度の大会は、この苦しみを世間に伝える大会にしよう。

行政に対してもっともっと声を上げましょう。
言語聴覚士や会話パートナーを増やして欲しい。
公共施設に会話パートナーを育成して欲しい。
失語症者の送迎も介護保険でやって欲しい。

失語症者自身が声を上げることを提案します。
家族以外には、独りぼっちの失語症者、話し相手を持たない
失語症者がたくさんいると思います。
失語症者は日本に50万人です。仲間を持っている失語症者
はそのうちの1万人いないのです。

1　仲間をもっともっと大切に、仲間を信頼しよう。
やれることは自分からやり、みんなと一緒にやる。
やれないことは、黙っていないで、自分から言って、みんなと
一緒にやる。

2　挨拶、自己紹介（名前、住所、家族、特技など）が
できるように。（名刺などを使って）
買物での会話、駅員との会話、公園での会話なども
できるように。

※このあいさつ文を書いて2年たちました。
書いては消し、書いては消し…。１頁書くのに１～２日かかるなど、
当時の私にとっては大変な作業でした。
きれいに仕上がるまで、何度も何度も書き直しました。

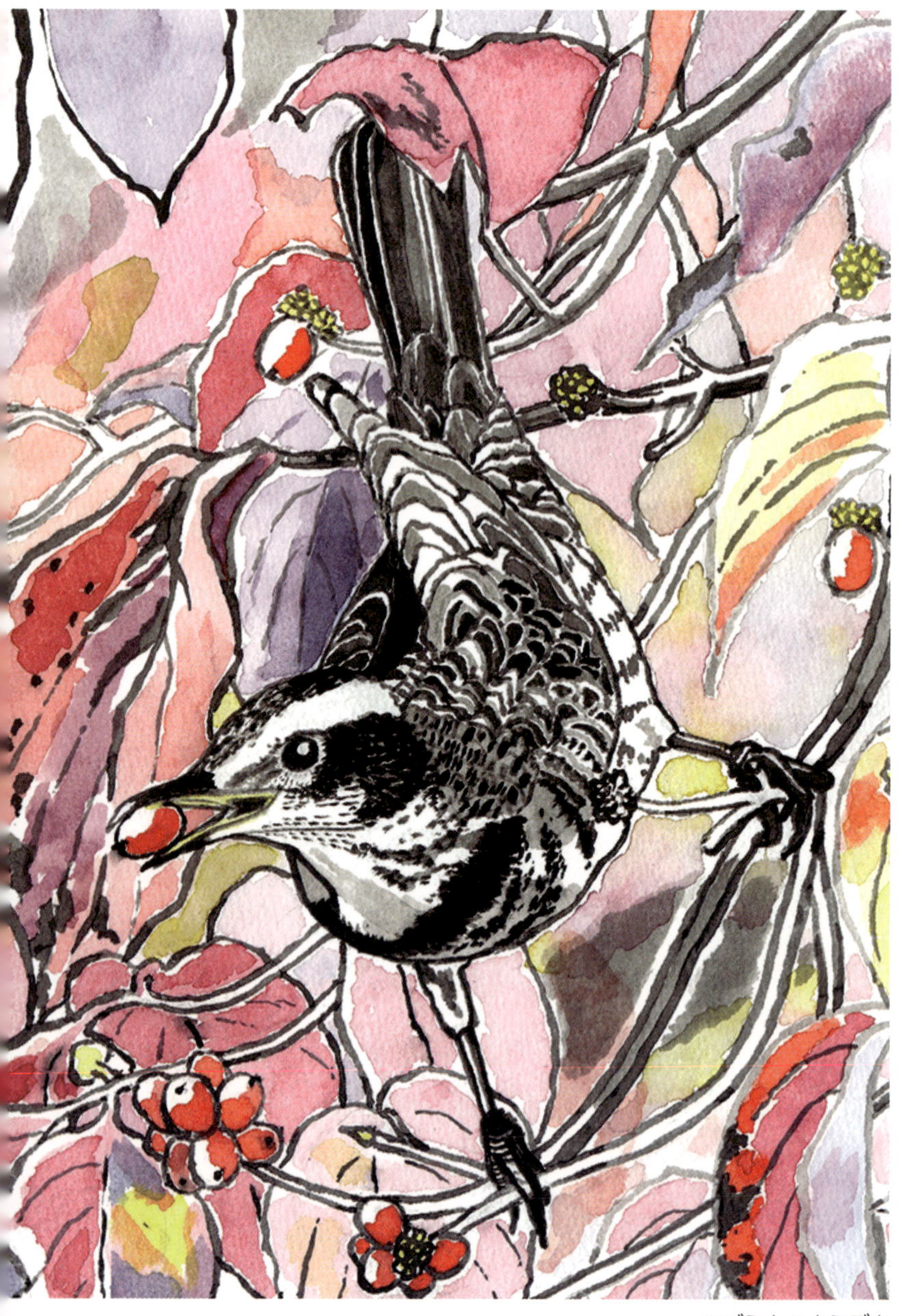

ツグミとハナミズキ

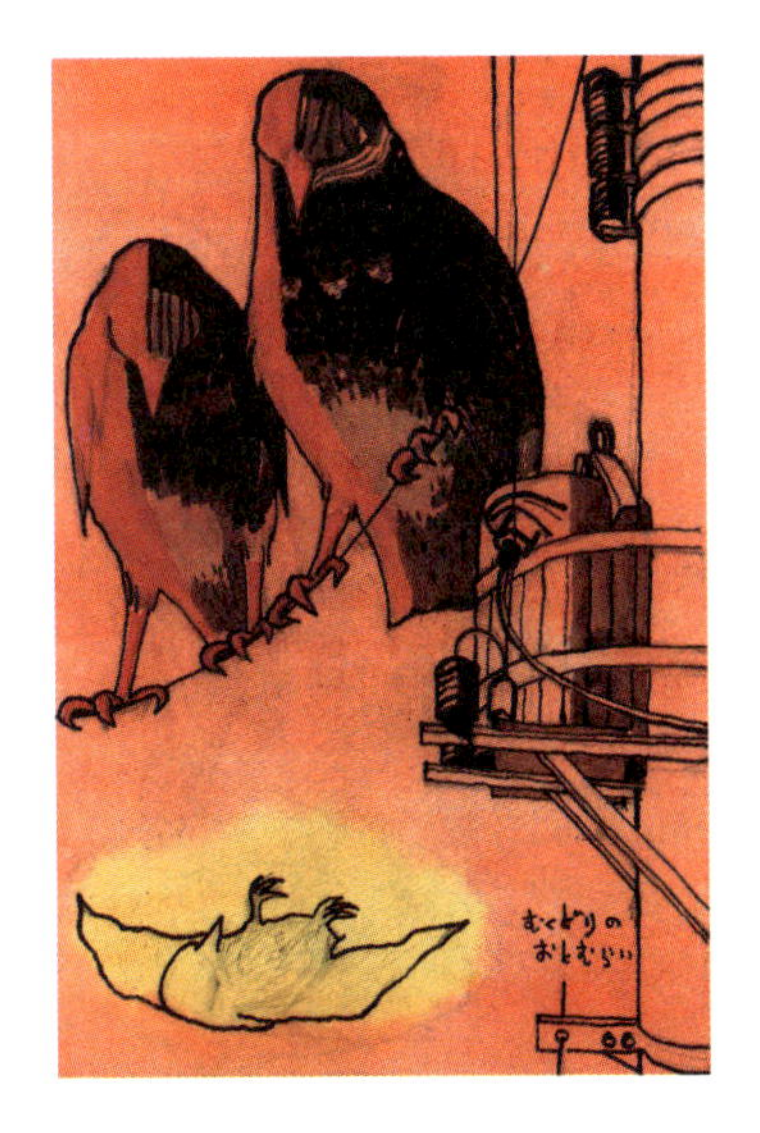

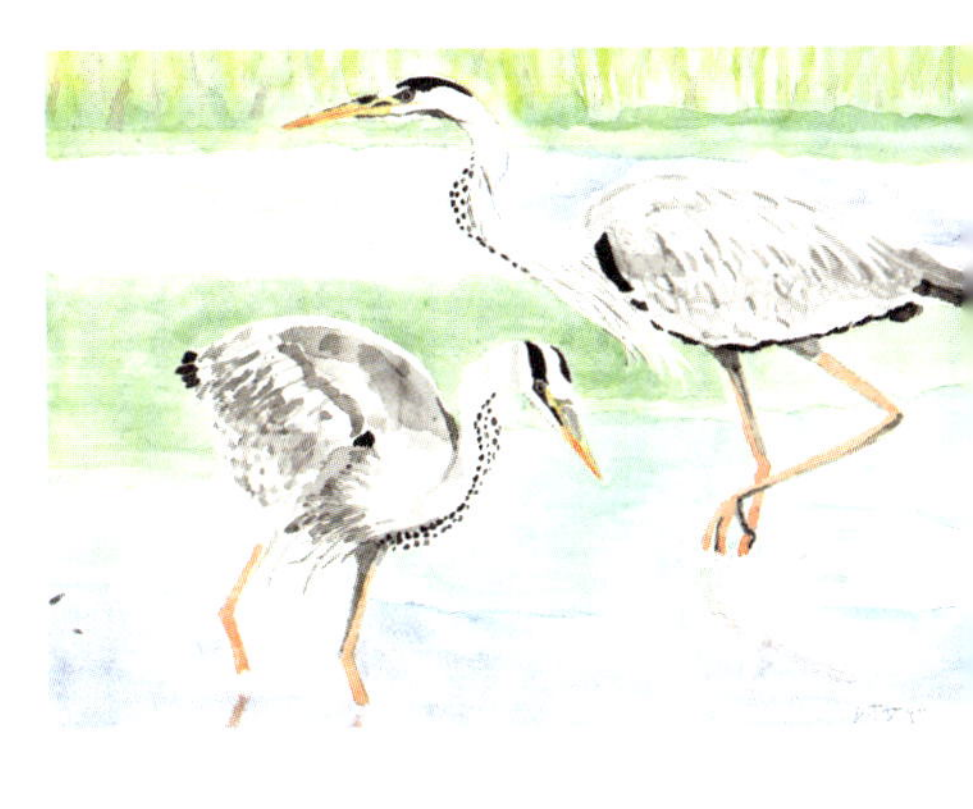

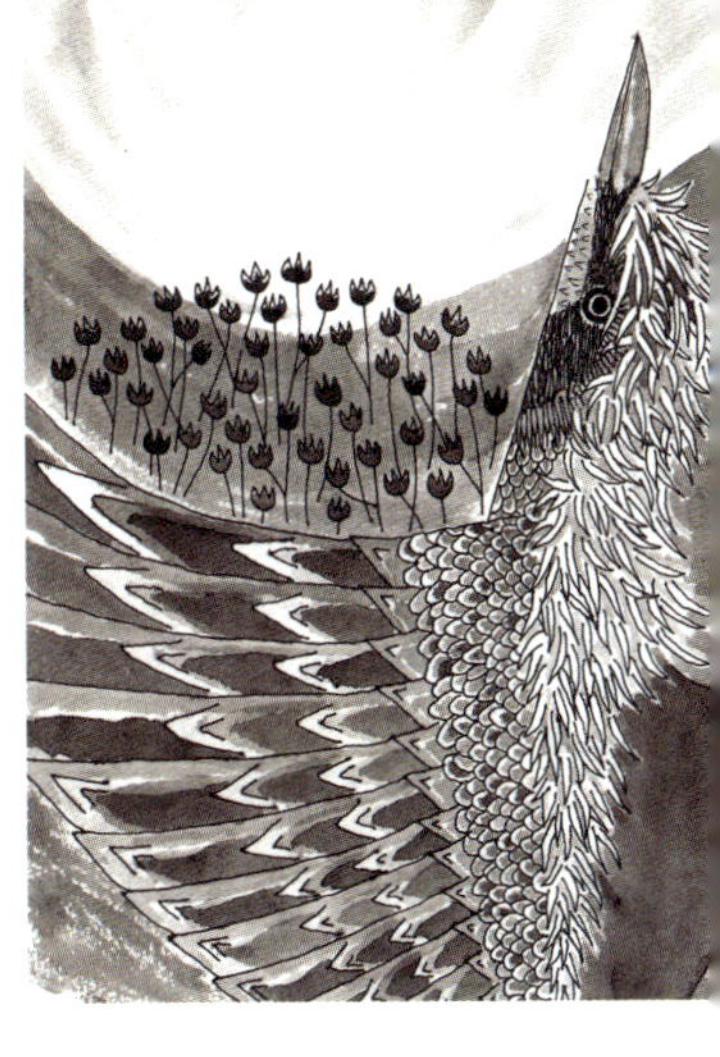

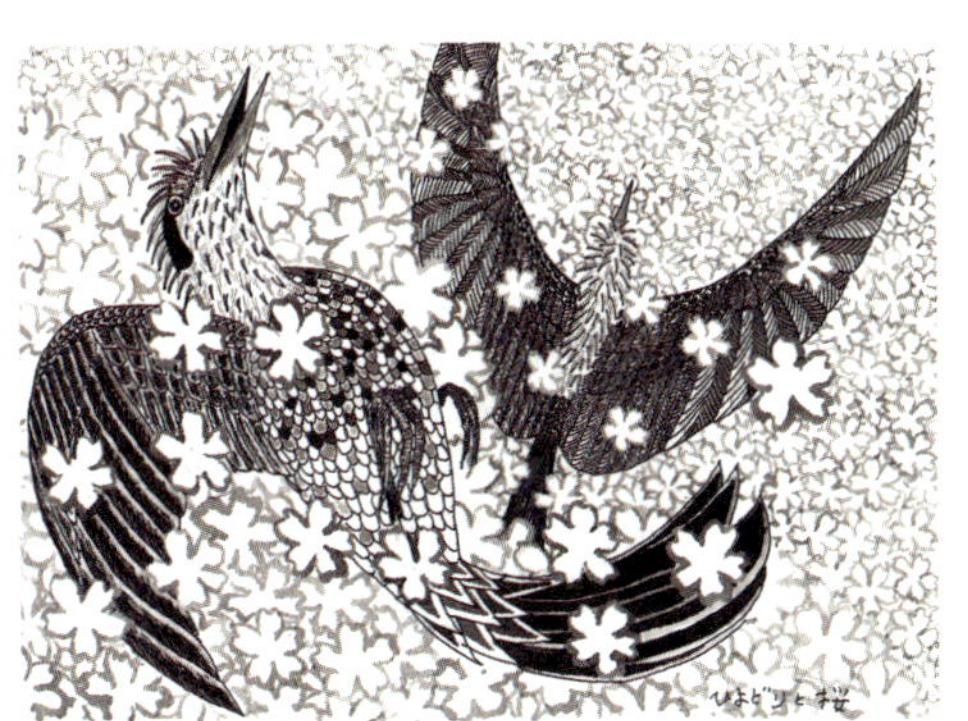

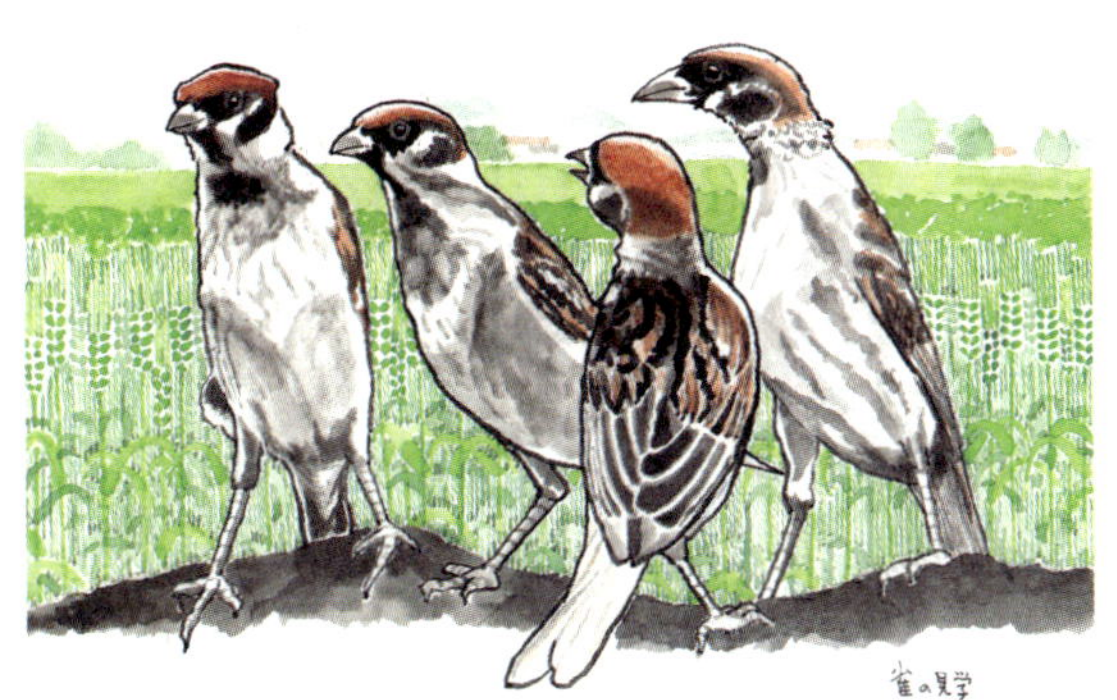

右上段：アオサギ
右中段：とよどりと枯れた芙蓉
左上段：むくどりのおとむらい
左中段：ひよどりと桜
左下段：雀の見学

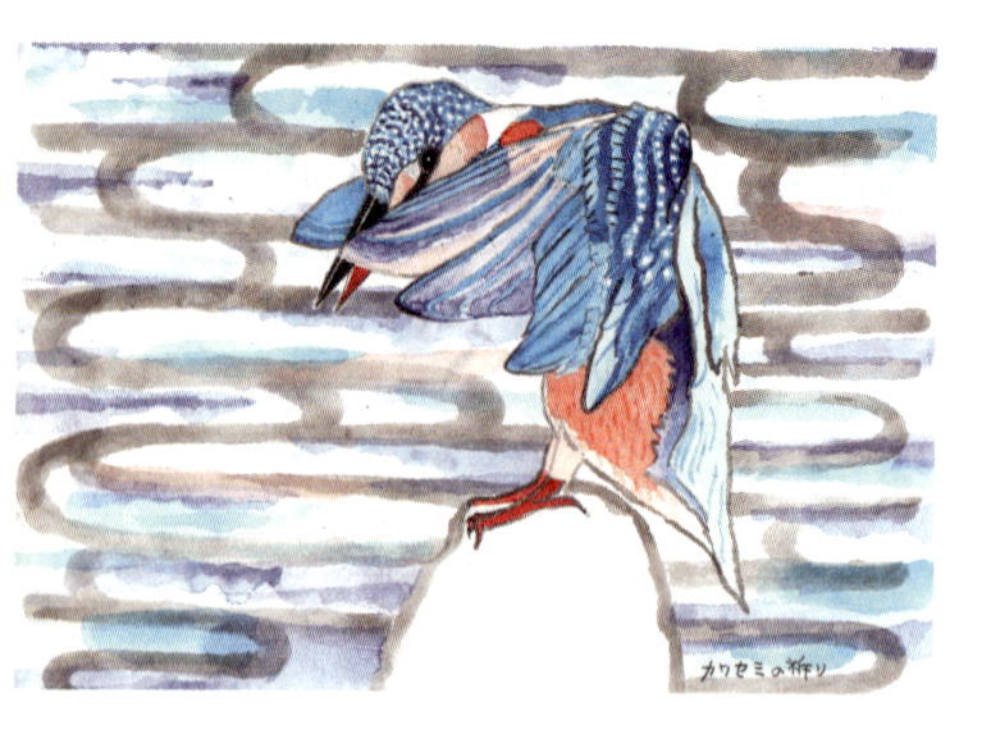

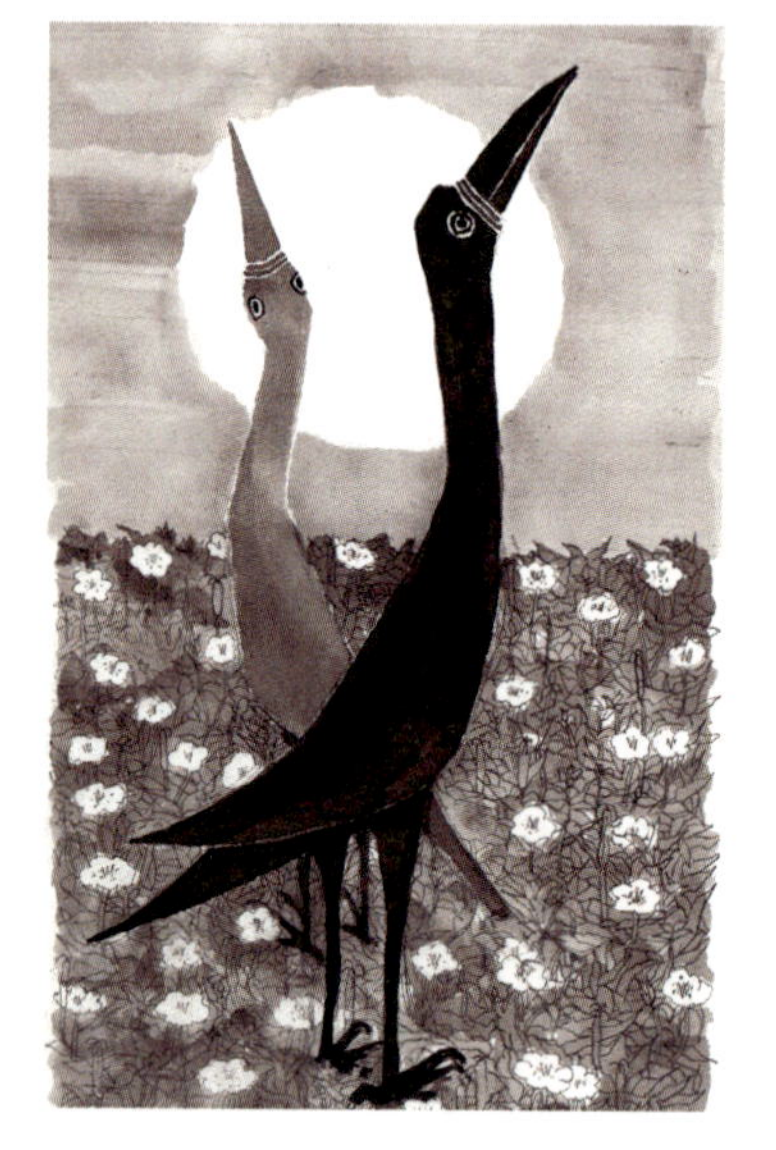

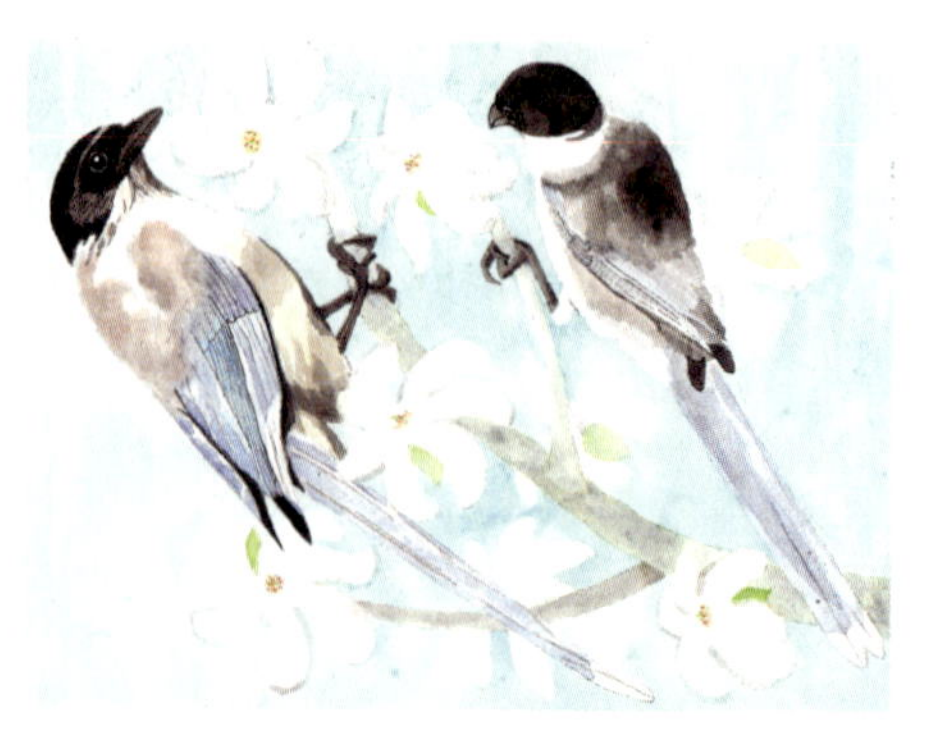

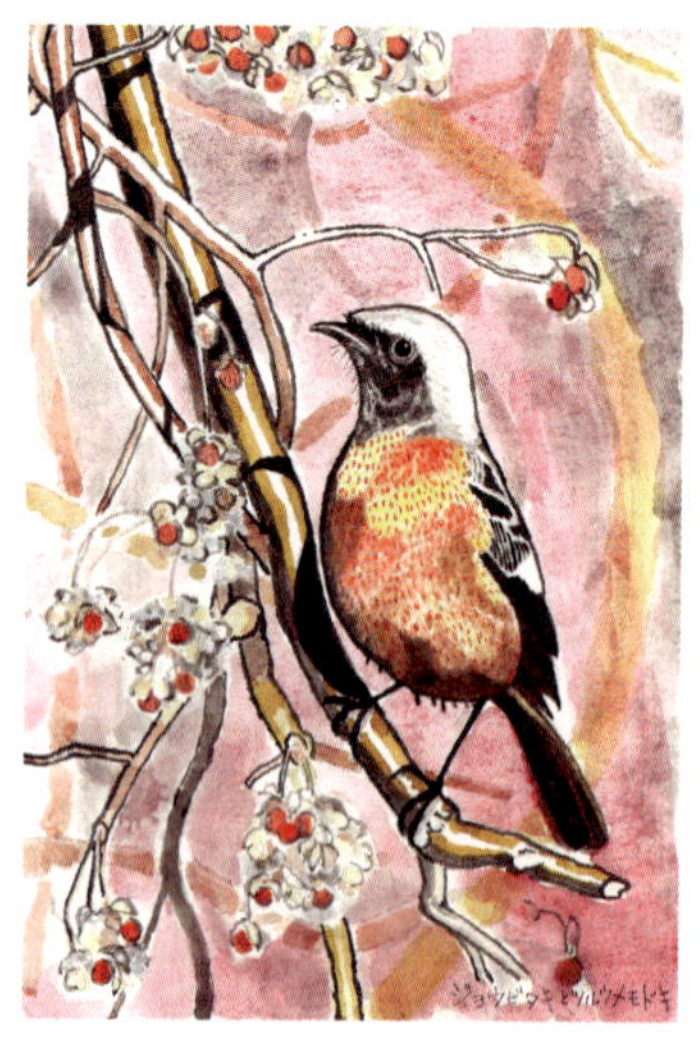

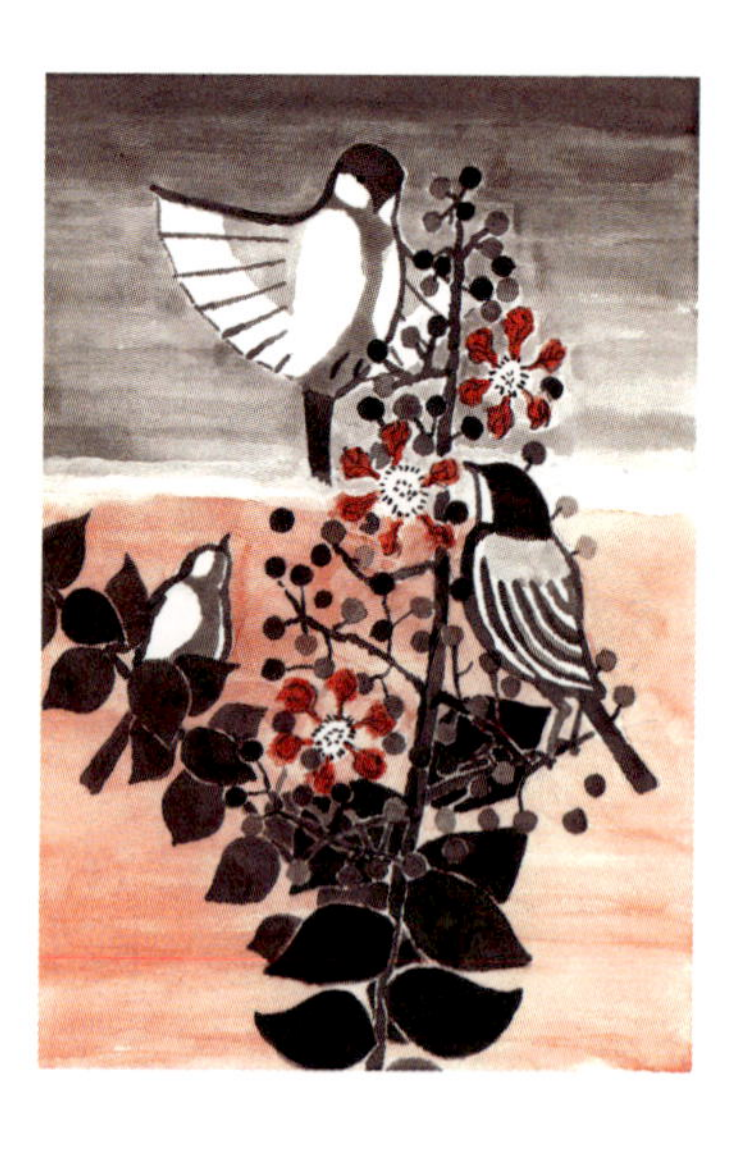

右上段：ジョウビタキとツルウメモドキ
右下段：しじゅうからとさるすべり
左上段：カワセミの祈り
左中段：カラスと月見草
左下段：オナガとこぶし

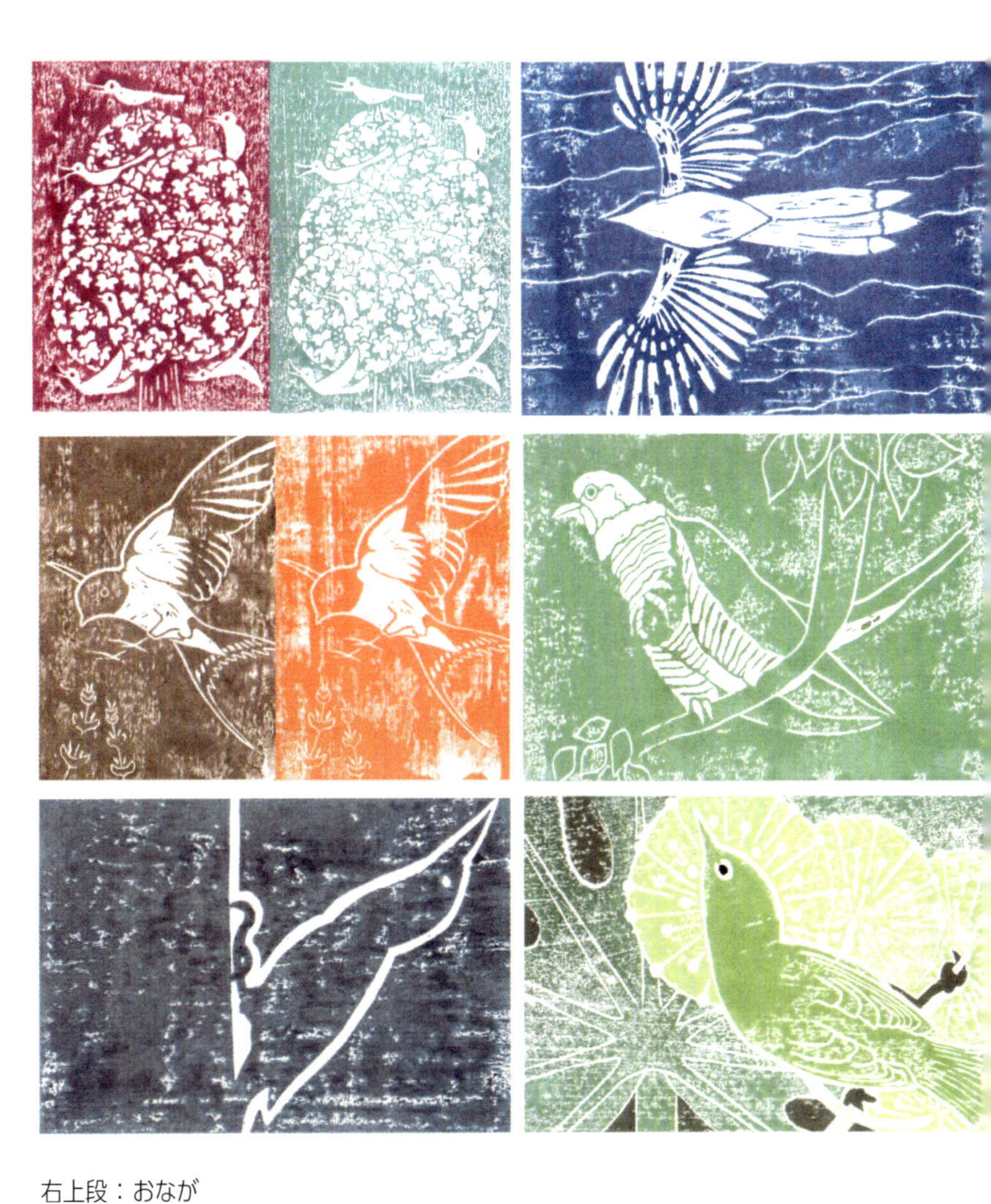

右上段：おなが
右中段：かっこう
右下段：めじろ
左上段：ひよどり
左中段：つばめ
左下段：あかげら

2016 年カレンダー

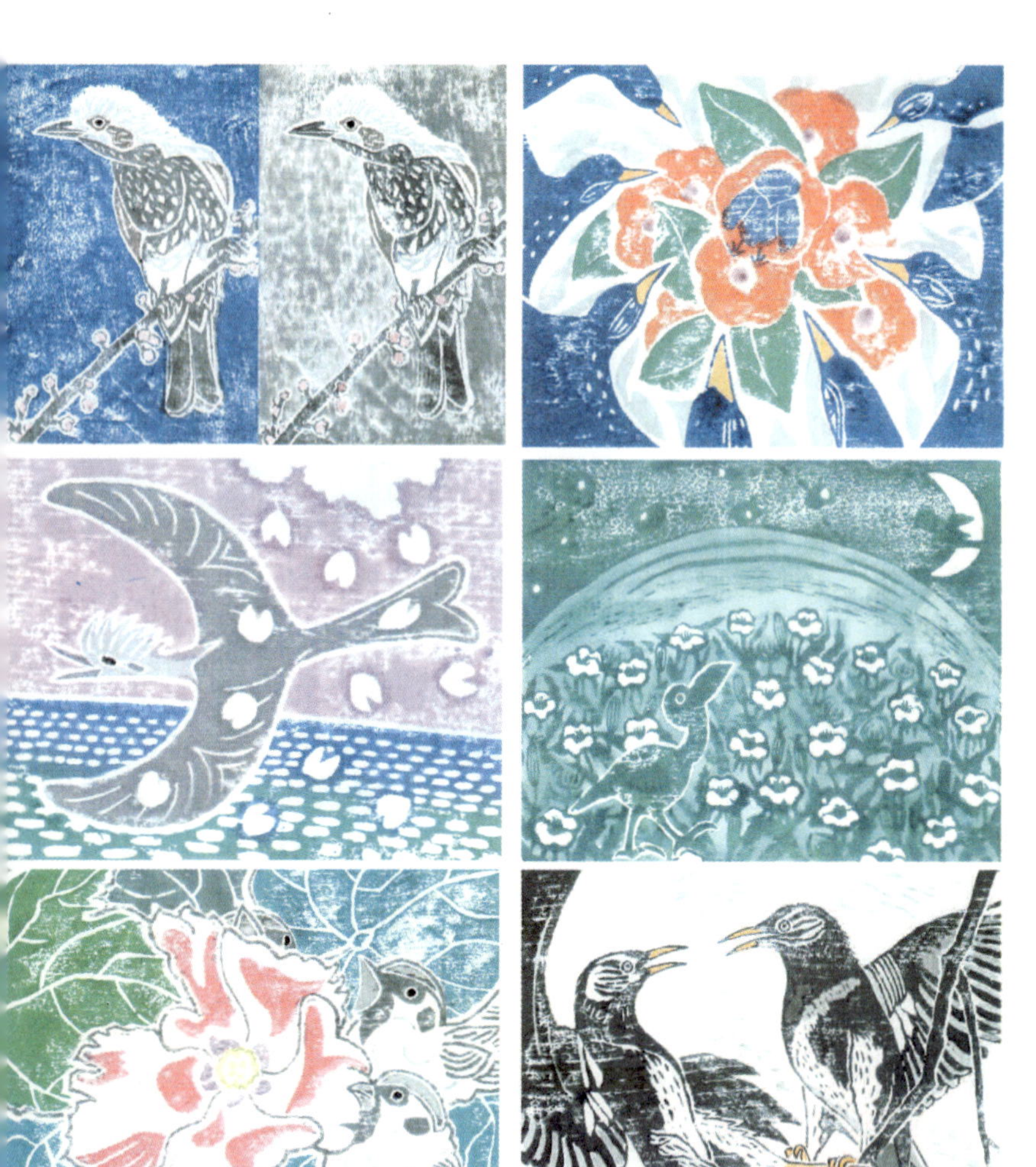

右上段：むくどりと椿
右中段：からすと月見草
右下段：むくどりと柿
左上段：ひよどりと梅
左中段：ひよどりと桜
左下段：すずめとふよう

2015 年カレンダー

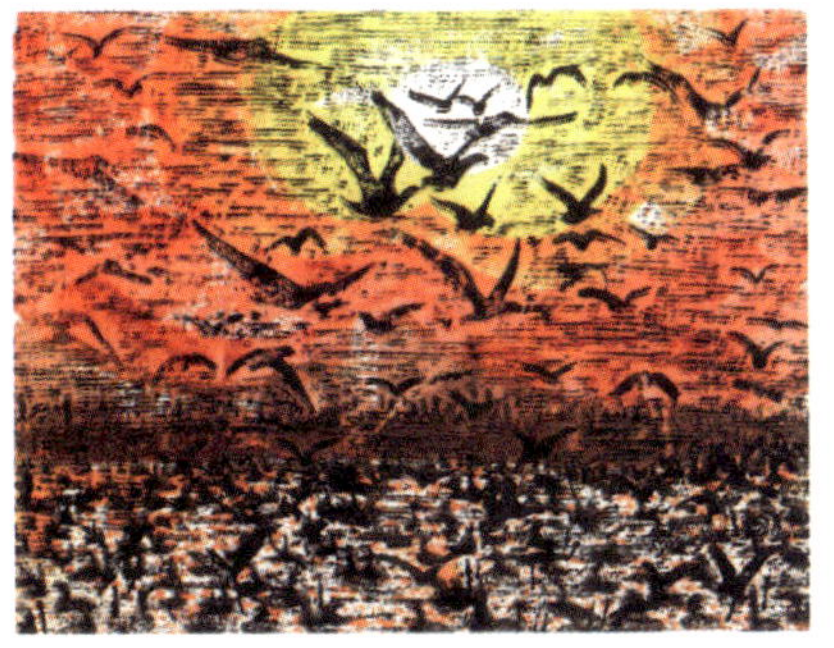
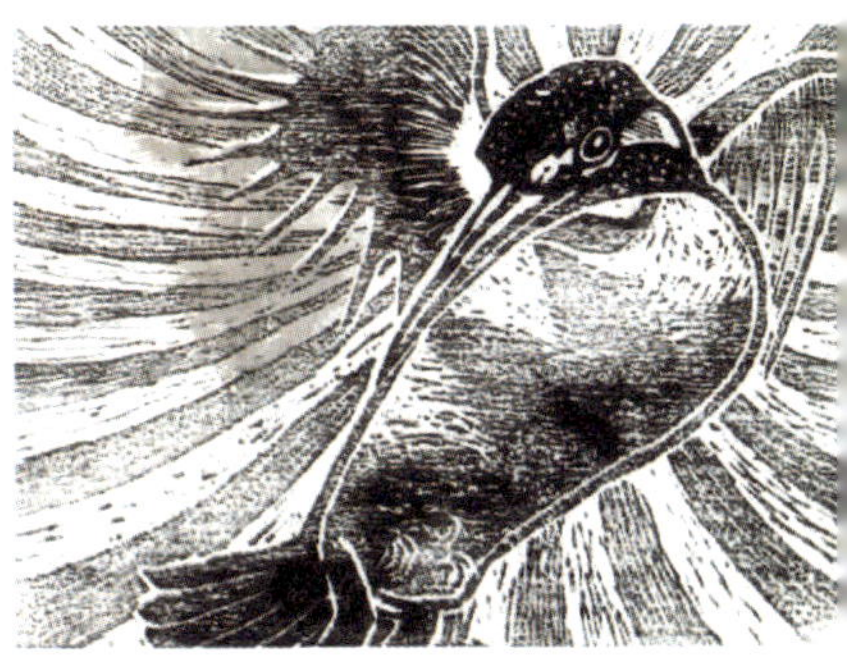
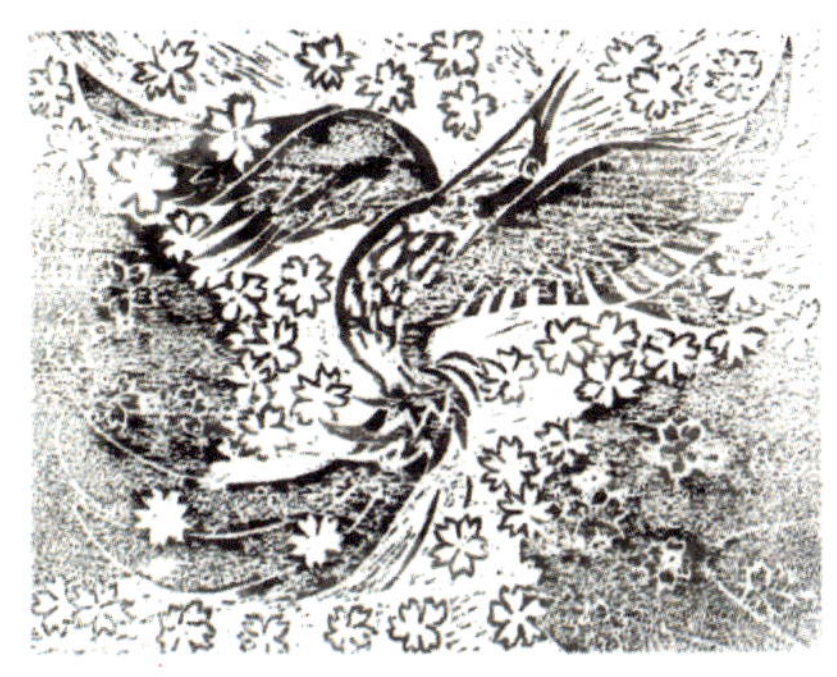
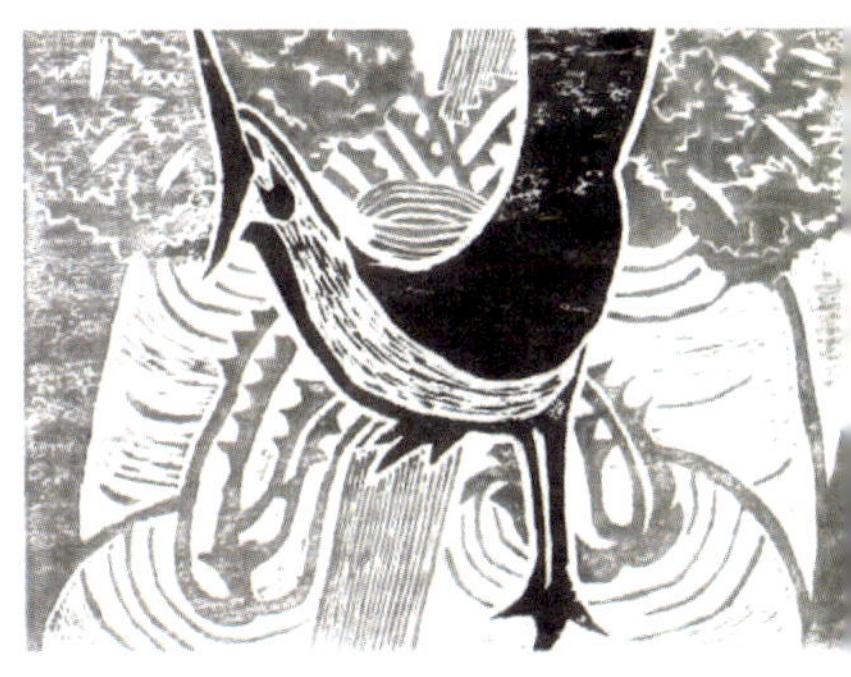
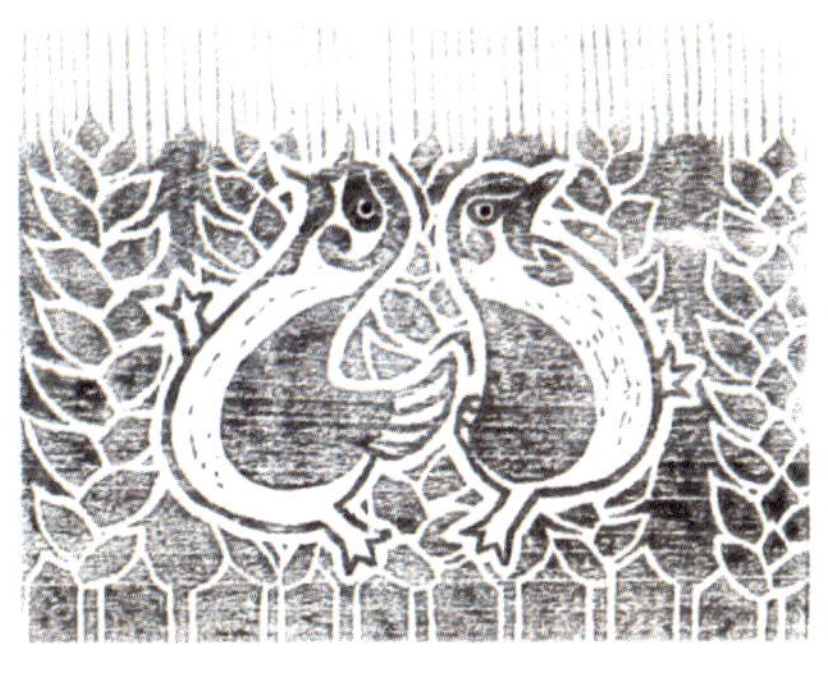
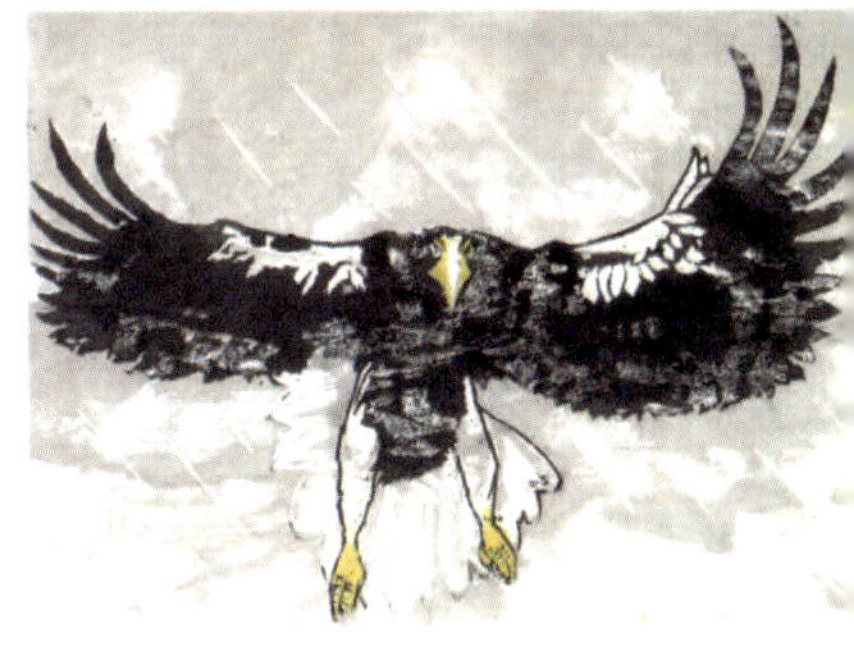

右上段：かわせみのホバリング
右中段：ひよどりと大根干し
右下段：おおわしと海
左上段：まがんと朝暁
左中段：ひよどりと桜
左下段：すずめと麦

2014 年カレンダー

3　失った機能の回復

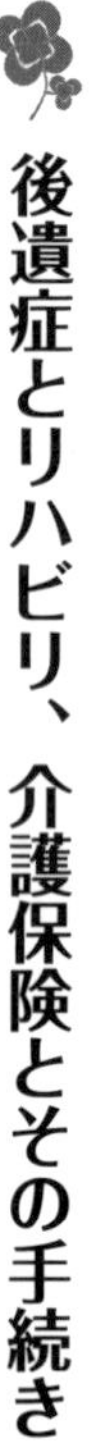

後遺症とリハビリ、介護保険とその手続き

後遺症は、障害された部位、受けたダメージの大きさで、人によって違う。機能回復にリハビリは欠かせない。

私は、多摩北部医療センターで1ヵ月の急性期処置をやったあと、清瀬リハビリテーション病院に6ヵ月ほど入院した。ここで言語と手足のリハビリをやったが、病院の6ヵ月間はすぐすぎて、これで日常生活にもどれるはずもない。日常生活にもどってからが、本当のリハビリだと思った。

在宅のリハビリには、介護保険を利用した通所リハビリや訪問リハビリなど多くのサービスがある。ただ、介護保険サービスの利用は、市町村の窓口で、要介護認定を申請。要支援1~2、要介護1~5の7段階のどれかの認定をうけ、ケアマネージャーに依頼し、自分にあったケアプランを立ててもらう必要がある。

私の場合はこうだ。

障害の度合は、右上肢2級・右下肢4級

介護保険は、要介護1。東久留米市の判定で要支援になったが、2012年に、必死の思いで、自分で区分変更申請をして、要介護1の再判定をしてもらった。これも、日本失語症友の会（いまの失語症協議会）の相馬肖美STのアドバイスのおかげでできた。区分変更介護度判定申請をすることになって思った。どうやら言葉が話せるかどうかなど、介護保険の介護度判定にはほとんど関係しないらしい。

これでは、コミュニケーションがとれない人はどうするのかと不安になった。

退院してからは、手足のリハビリは、介護保険でやるといわれていたのに、言語のリハビリを、ひきつづき病院（医療保険）でやろうとすると、介護保険で手足のリハビリと併用することはできないと言われ、あきらめていた。

そのことを、相馬肖美STに言うと

「そんなことはないはず」だという。

それならと病院にあらためて確認した。なんと、一転して介護保険での併用ができることになった。

こうして、運動機能の手足のリハビリを、介護保険でやれるようになったのは、退院してから1年4ヵ月もすぎてからで、なかばあきらめていた状態からの出発だった。

私のリハビリ予定表

機能訓練には、希望に応じたサービスの種類がある。

私の場合は、下記の通りだ。

・医療保険で、言語リハビリを病院で週1回、40分。

発症のときは、多摩北部医療センター。その後はずっと、清瀬リハビリテーション病院でやってくれている。増本季美STが6年半（今でも）みてくれた。私には効果があったと思っている。

・自費の言語リハビリ（集団5、6人）週1回1時間30分。
月2回が言語教室で、相馬肖美STの授業。
あとの2回は失語症者と会話パートナーによるおしゃべり会。
一番のリハビリは、おしゃべりだと思う。生きた言語を身につけることだ。
・在宅リハビリ（手足の運動機能）（介護保険）週2回ともに1時間。
東久留米市にある訪問看護ステーションでやっている。これを、退院直後からやっていればと悔やまれるが、その後、少しずつ回復している。

私のリハビリ予定表

リハビリの種類	月　回数	週　回数	所要時間	費用
言語リハビリ		1	40分	医療保険
言語リハビリ 言語教室 おしゃべり会	 2 2	1	90分	自費 自費 自費（無料）
在宅リハビリ（手足）		2	60分	介護保険
通所リハビリ		1	180分	介護保険
在宅マッサージ		2	20分	医療保険
車椅子の貸与	常時			介護保険

・通所リハビリ（手足の運動機能）（介護保険）週1回。
西東京市にある運動特化型デイサービスに通所している。運動中心で3時間と短時間なのが気にいっている。ただ、集団でやるので、片マヒなどの自分の要求が出せないことがある。

・在宅マッサージ（医療保険）を、週2回20分間。
退院してからずっとやっている。私の健康管理にかかせない。リハビリとは違う効果が得られる。

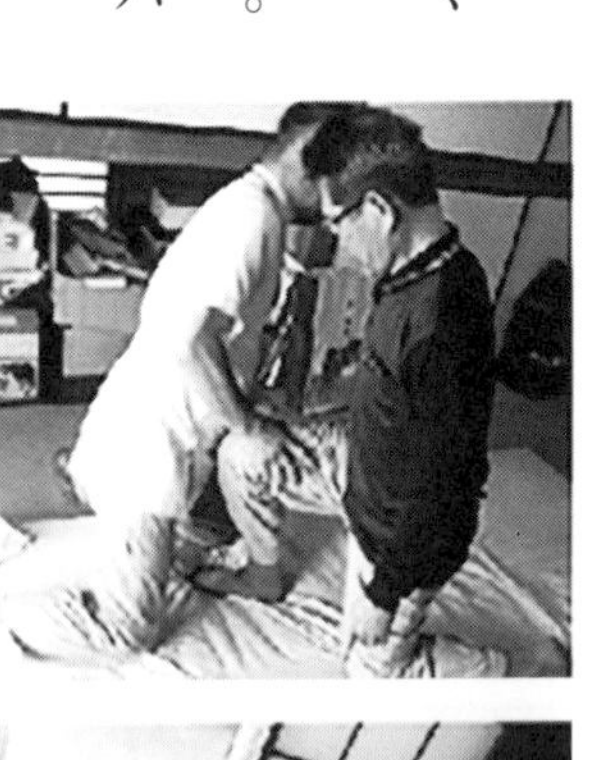

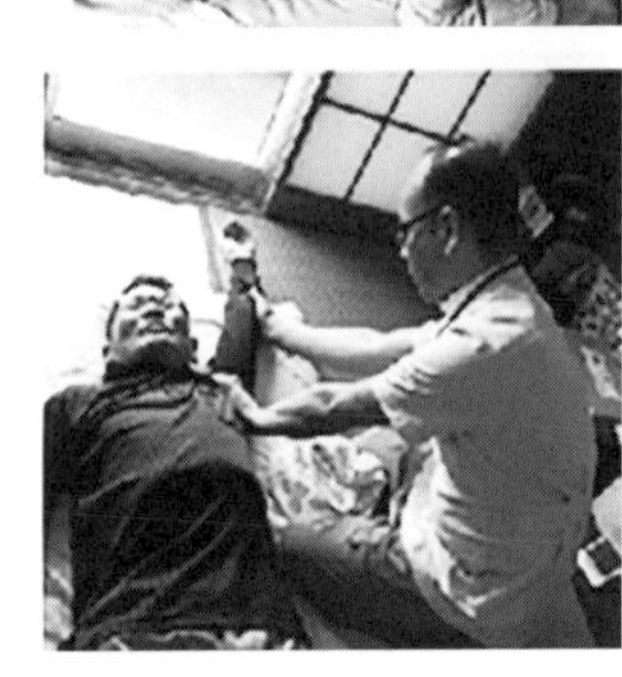

・車イスは、レンタルで（介護保険）常時貸与をうけている。これは、軽いものに変えられるのが便利。展覧会や美術展に行くときなど、立ってみていると、ほかのことが気になって集中できないことがある。そんなときにも、座ったまま見られるので大変便利だ。

※在宅介護のための環境整備については、
介護用のベッド、歩行器、杖などの福祉用品をかりることもできる。
ほかにも、入浴用の手すりや腰掛け便座などの購入費、自宅に設置するスロープや
手すりの部分的な住宅改修費の一部の支給などがあるが、すべて申請が必要だ。
介護保険の軽度者向けのサービスの削減などの見直しが検討されているというが、
「自立してくらしたい」と願う私たちにとって、これらのサービスは欠かせない。

① 手足のリハビリ

手足が悪いことは、誰が見てもわかる。ほかの人とちがうということで、見られることにも、だんだん慣れることができる。
でも、手足のしびれと痛みにはまいった。体中が痛い。それでいて、痛みはときと場

合で変る。ときには、痛みを感じないこともあったりした。運動しているときが一番痛く感じる。清瀬リハビリテーション病院では、入院中から言語と手足のリハビリをやったが、この手足のリハビリは難行苦行だった。入院中は、「おつとめだ」と思ってがんばった。

こんな体では治るはずはない、少し歩ければいいと思っていた。

私の場合は、足の地面につくかたちが、平面でなく右側に寄っていた。装具の力で無理矢理歩ける状態だったのだ。

股のつけ根の内側が、異常にかたくて、まるで棒が入っているようだった。

右手も、ひじから内側に曲っていて、外側に開けない状態だった。それなのに、がむしゃらにがんばったりして、逆に痛めてしまうこともあった。

右足の親指が紫色にはれ、爪も死んだのに、神経がにぶくなっているのでその状態が認識できぬまま、歩きつづけてしまったのだ。おかげで、二ヵ月間は、散歩ができなかったこともあった。

また、私の場合は、右の歩幅が小さい、右のひざがのびない。ブン廻しとロボット歩きで、肩がコチンコチンになるのが特徴だった。その結果、持久力がなかった。つらいことは、まだまだいろいろあった。

言葉には、意志の力が大事だと思ってきたが、手足のリハビリもおんなじだった。こうした経験から、そこそこ、ぼちぼち、あきらめずにやることがいいと思いはじめた。

入院していた6ヵ月はあっという間にすぎる。それからがほんとうのリハビリだと思うが退院になる…。退院後は、「急性期でリハビリをもっとやらないから、もうしょうがない」と理学療法士（ＰＴ）から言われたことがある。それをどうにかしてほしいと思っているのに。

でもがんばるしかなかった。

発症から5年ぐらいは、マヒしている右側の手足の力をつけることが、中心だったと思う。理学療法士（ＰＴ）や作業療法士（ＯＴ）も、私にその力をつけさせることが一番の目標だったのだと、いまさらながら気づいた。

体力がすこし回復してくると、やれることがふえ、意欲もでてくる。ただ、自分で目標を持ってやるのはいいが、定期的に理学療法士（PT）、作業療法士（OT）に見てもらうことは、どうしても必要だ。

最大の敵は、左手でできる、なまけぐせ

右手は、自分でやらないと、いつまでもできないままになる。足とは全然違う。

私の場合は、左手でやる、なまけぐせが最大の敵になる。はじめは、右手は「本当に使えない」段階だった。それが、だんだん、左手だけでやれるようになってくると、私の意識のなかに、右手でやることがどこかに飛んでしまう。どこかに、やらなくてもいいのだという気があるのかもしれない。

私の妻がよく
「女性は、とくに家事をやらないといけないという頭があって、日常動作のなかで、知らず知らずに両手を使っている。だから、マヒが早く治ることが多いと思う」という。料理、掃除、洗濯、家計の管理など、確かに妻は、感心するほどよく体を動かし、頭をつかっている。もしかすると、だから女性の回復が早い（？）のかもしれない。
でも、実際には、右手をマメに動かすことなど、私には、なかなかできない。左手でできることだけで満足して、右手を使えなくても妻がやってくれるという意識があるように思う。

運動型デイでの体験

そのころ、私は、手足の状態を少しでもよくしたいと思い、運動型デイに行った。担当してくれた運動指導員さんは、

「脳を活性化して、運動の負荷をかけて、あわてさせ、混乱すればするほど、脳によい働きになる」と説明してくれた。それは、シナプソロジーという特別な理論だそうだ。「2つのことを同時に行う」「左右で違う動きをする」といった普段とは違う動きで、脳に適度な刺激をあたえて活性化することを目的としているという。

私はなんでもとびつくほうだが、このやり方は、私には合わず、「混乱」するばかりだった。すぐに運動指導員さんについていけなくなった。

「混乱をたのしむようにするとよい」というが、私には苦痛でしかなかったのだ。

運動指導員さんにも、施設長さんにもそのことを言った。

その結果、私のグループには、負荷をかけるやり方はしなくなった。でも、ほかのグループでは、やっていた。


そのことを増本季美STに報告した。増本STは、

「脳卒中を起こした人は、発症のときに、脳の一部が損傷されており、その部位や大きさによって、さまざまな機能が低下します。脳損傷のないほかの人と違い、それをいっしょ

にするのは、無理があるように思います。

失語症の方は発症のときに、言葉を担っているところを損傷されており、指示を瞬時に正確に理解することは難しくなっています。一つのことを理解するにも大変な集中力を要するので、複数のことを同時に理解して処理するのは難しいです」と言っていた。

私たち失語症者は負荷をかけるより、ゆっくりと一つ一つ確認して、脳におぼえさせてやる方がいいはずだ。

運動型デイは、失語症者も必要としているのだから、もうすこし、配慮してほしいと思う。

私は、できることなら、失語症者専用のデイを作ることが必要だと思っている。

失語症者専用のデイといっても、失語症者にも、いろいろなことがあり、課題は多いだろう。けれども、この失語症者専用のデイができたら、失語症者の言語も運動能力ももっと回復するような気がする。

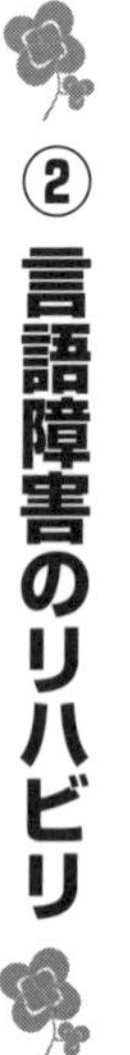

② 言語障害のリハビリ

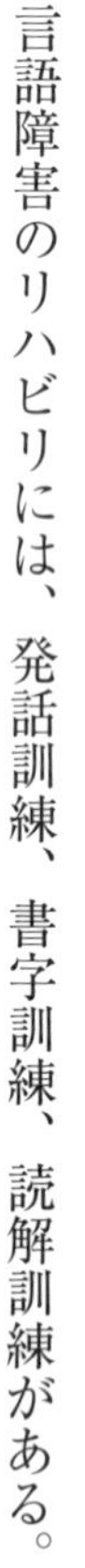

言語障害のリハビリには、発話訓練、書字訓練、読解訓練がある。

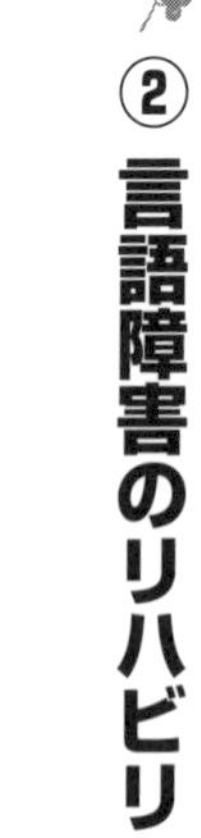

話したいけれど話せない

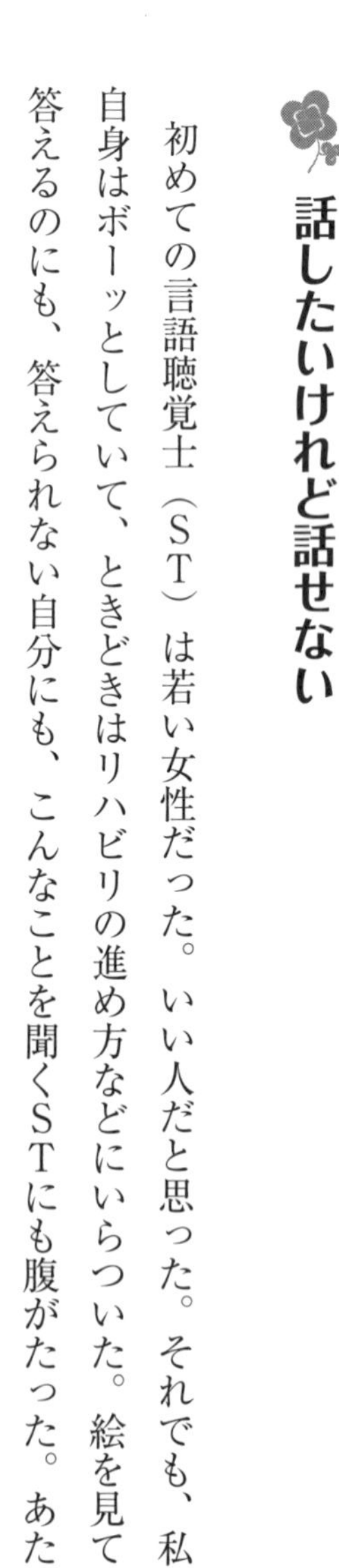

初めての言語聴覚士（ＳＴ）は若い女性だった。いい人だと思った。それでも、私自身はボーッとしていて、ときどきはリハビリの進め方などにいらついた。絵を見て答えるのにも、答えられない自分にも、こんなことを聞くＳＴにも腹がたった。あたまの中では

「こんなことやって、何になるんだ」と何回も叫んでいた。それが声には出せない。

声にならないのが悲しかった。死にたいと思った。

ＳＴは、よくやってくれているのはわかっていても、つい当ってしまう。不がいない自分があわれだった。発症後一ヵ月の気分は、そんな状態だった。

しかし、失語症は脳の病気なのだから、がむしゃらに体で覚えるのではなく、脳を使うことが大切だということに気がついた。

つまり健常者なら体で覚えるところでも、失語症者はゆっくり脳に伝えて覚えることが大事だと思った。言いたい意志はあるが、言葉が見つからない。そのうち忘れてしまう。言葉を覚えたい、だから覚える、しかしすぐに忘れる、この繰り返しが本当につらい。

変化や進歩は、なかなかみえないが、何か大切なことを忘れたような、後味の悪い気持だけが、いつまでも残る。実は、これが大事なのだと思った。あきらめないことだと思う。その積み重ねがだんだんよくなっていくコツなんだ。

第三者（健常者）にはこっけいにうつるかもしれないが、家族はだいたい先まわりをしすぎる。他人は無視しすぎる。

言語聴覚士（ST）はそのことがわかっているので、失語症者には救世主のような存在になってくる。

言語聴覚士は神様？

言語については、入院中は百瀬瑞穂STに「言語は少しずつ回復するから、希望をもって」といわれたことを強烈に覚えている。

退院してからは、週1回通いで、増本季美STに今でもお世話になっている。6年間もやっているうちに、自分でも信じられないことが起きた。

始めはいろいろなテストをやったりした。私は伝導失語というグループに入るといわれた。伝導失語とは、話を聞く理解力はあるが、復唱が苦手で、錯語が多く、たとえば「めがね」を「ねがね」と言い間違えたりするのだという。

そのせいか、言いまちがいや、言いにくい言葉をくりかえすことをよくやった。初めはでない言葉も、何度もやるうちにできるようになる。できない言葉もあるが、あまり深追いしないで来週にやるようなペースだ。

いつも訓練の中心は私が話すことだったと思う。私は、「いまは、なにが言いたいのか」をいつも考えるようになった。それは大変むずかしく根気がいることだった。

とくに、いいたいことが、いつのまにかかわったり、わからなくなったりもする。これには、ほんとうに困った。

でも、だんだんよくなるのがわかりはじめてきた。話すことの意味が伝わることが大事だ。毎週40分間だけれども、長いあいだに多くのことを学んだ。

◎増本STは、宿題は出さない

それが、増本STのやりかただ。

宿題というのは書きとりとかワークブックになる。家でしてくるのが宿題なのだから、それらは、家で一人でやることになり、結果として、自己流になる。それより誰かと話すことが大切だ。だから宿題は、出さないのだそうだ。

増本STに聞いてみると、

「そういう積み重ねも大切だと思うけれど、内側にそれが貯まっていくことに達成感を抱くのではなく、外側に発することに満足感を持ってほしい。宿題は、重要ではない。コミュニケーションは、相手がいて成立する。伝えたい気持ちがあって、伝えたい相手がいての『言葉』です」と、答えてくれた。

2010年のころには、あまりわからなかったけれど、今はよく分る。失語症者ならみんな思っていることだから…。

しかし、失語症者は、言語訓練を終わったら、たいていは一人でいることが多い。一人にしないことが、言葉を覚えることになるのに、それがなかなかできない。増本STは、その難しさを分っていて、いろいろなことをやってくれた。特に、谷川俊太郎の詩「ことばあそびうた」は、私は、何回やっても、意味が理解できないことがあった。それは、文字を見て、状況が分るということだった。そのきっかけとなったのが、この詩だった。だからあとあとまで心に残っている。

話はかわるが、増本STは、趣味で、フラメンコを踊り、歌う、活発な若いお母さんだ。私も、妻といっしょに、新宿まで彼女の舞台を見に行ったことがある。増本STにとって、それが仕事の息ぬきのようでもあり、「やるときはやる」という決意のあらわれのようにも思えた。

子どもは、遊んだり泣いたりしながら、言葉を覚えていく。失語症者は、発症までは、言葉で会話をしていたから、そのダメージはとても大きい。脳の言語分野などに傷を負っているので、私は特に脳を元気づけることが大事だと思っている。

私は、自分が意識してやらないと、脳も気持ちもボーとしていることが多い。いつも、自分がなにをしようとしているのかを確認しながらやっている。

もう、一つは、失語症者は、言葉という武器が使えない病気だが、だんだん使えるようになることに、自信をもっていくことが大事だと思っている。


その状況を、どう言ったらいいのか、いろいろな言い方があるので、まず頭の中で言い方をためすようにしている。こんなことをしているうちに、だんだん頭の中によみがえってくる。そのときには、苦しいが、薄皮をはぐように、よくなってくる。

私のリハビリ日記は、今、27冊になるが、出来事をありのままに書いている。それは、自分をみつめることにもなる。それにしても、それに毎週付き合ってくれている増本STには、本当に頭が下がる。

言いたい意志はあるが、言葉が見つからない

言葉で表現することは、失語症者にとって、大変根気のいることだ。だが、言葉を話すことは、うれしいことだ。忘れてもわすれても、言葉を話すことは、やはりうれしい。

だんだんに言葉が増え、そのうち、単語をかさねて、頭の中に文章らしいものができるようになった。これもすぐ消えるので、なかなか形にはできないが、だんだんなれくると、文章になってくる。でもこれはぜんぶ頭の中のことだ。

浮んだ言葉をそのまま書くといっても、文字がわからない。そのうち浮んだ言葉も忘れてしまう。その苦しさは、なかなか表現できるものではない。

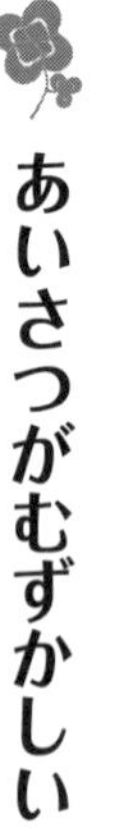

あいさつがむずかしい

言葉が、単語の段階から、短文の段階になっても、失語症者が実際にその言葉を使って、あいさつをするのは大変だ。

あいさつは、自分の中でそうすると決めることからはじめなければならない。

朝は「おはよう」、昼は「こんにちは」、夜は「こんばんは」。それが口から出てこない。もともとの意味からはなれて、あいさつにつかう言葉だから、呪文のように使う。

私は、いまでも、なぜか、よほど注意しないと、最初に口から出てくるのは、「こんにちは」だ。朝の散歩でも「おはよう」は出てこない。これは覚えるしかないと思うが、相手に、あいさつをしていると伝わればいいと思って、小さいことには気をつかわないようにしている。

とにかく、声が相手に届かないとダメ。失語症者は片マヒで声が小さい人が多いから、声を出す練習からはじめよう。これが社会復帰の第一歩だと思う。

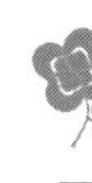

反応が遅いが、時間をかければ普通の人

反応が遅いのが命とりのように言う人がいるが、反応が速いことばかりがいいことだとはかぎらない。人にやさしい訳でもない。ゆっくりでも、正確に言葉にするほうがよい。スピードをきそいあうのはやめにしよう。

最近のタレントさんは、もうれつなスピードで話す人が多い。私は、それにはついていけない。もっとゆっくり話してほしいと思っている人はけっこういると思う。

ところが、うっかり「よくわからない」などというと、いきなり幼児言葉で話しかけてくる人がいる。失語症がわかってないからしかたがないが、本当に頭にくる。ゆっくり、はっきり、できれば親切に話してもらいたいと思う。

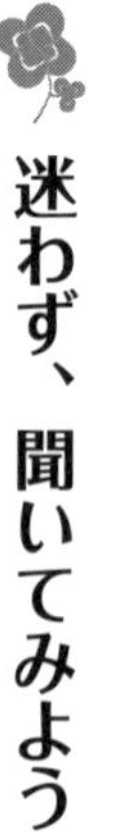

迷わず、聞いてみよう

たとえば、電車に乗ってでかける用事ができた。ところが、目的地までの行き方がわからず不安だ。そんなときには、迷わず聞くことだ。

「乗車券の買い方」、「改札のし方」、「何番線に乗ればいいか」など、一つ一つを、分けて、ゆっくりと言ってもらえたらありがたい。

それから、自分自身が声に出して、相手の言ったことを確認する。相手の言葉を、おうむがえしのように、自分で言うことで、自分の頭に入ってくる。この作業をやるとやらないとでは、大きな違いになる。

私は、声に出して復唱すると、本当は15ぐらいの事実があるとして、10のことがわかるとすると、心の中だけで復唱すると3から4しか残らない。ただ聞いているだけでは1か2だと思う。

私は、脳梗塞になって、今年で7年目に入った。いまだに、やはり重要なことが、いくつか抜け落ちている気がする。できたら、それをメモにするとよいが、急にメモをすることが、いまだにできない。

もっとも忙しい世の中、ひまそうな人は、なかなか見つからないだろう。ここまで付き合ってくれる人は、やはり駅員さんくらいだろうか。ただ、こみあっているときなどは遠慮した方がいいかもしれない。

それでも必要な場合は、「失語症ＳＯＳカード」や「ヘルプカード」なども用意してやる方がいいと思う。これは、ＮＰＯ法人日本失語症協議会が発行した『失語症生活便利帳』にセットされているが、外出などで困ったときにほんとうに役に立つ。

また、これと同様の「緊急支援お願いカード」がＮＰＯ法人言語障害者の社会参加を支援するパートナーの会「和音」により作成されている。こちらは「和音」のホームページから無料でダウンロードできる。（どちらも巻末のホームページアドレスを参照）

失語症生活便利手帳

SOSカード（名刺サイズ3つ折り）　見出しシール付

監修　ＮＰＯ法人日本失語症協議会　　著　山本弘子

助成　（株）エスコアール「平成 27 年度 書籍発行助成金」

A5判　52ページ　頒価 600円

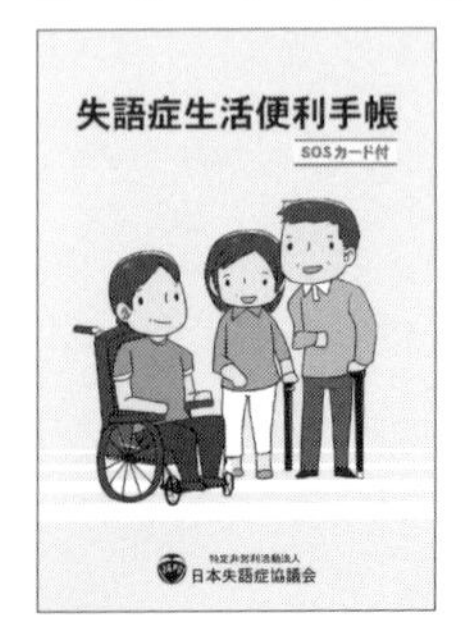

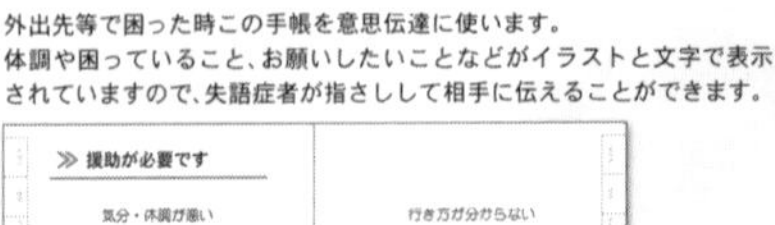

外出先等で困った時この手帳を意思伝達に使います。
体調や困っていること、お願いしたいことなどがイラストと文字で表示されていますので、失語症者が指さしして相手に伝えることができます。

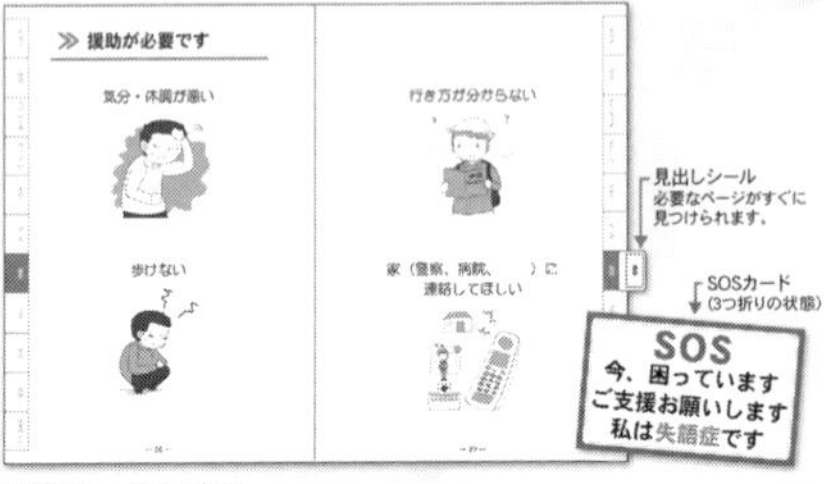

目次

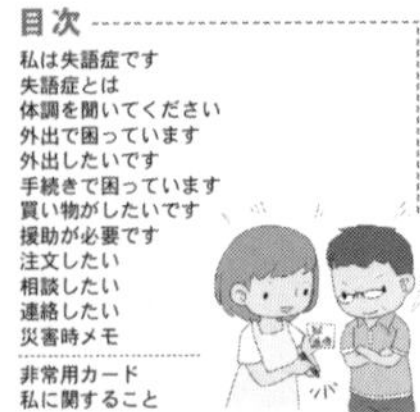

SOSカードとは？

常に携帯することで、救急事態の時に自分のことを医療関係者などに伝えられます。

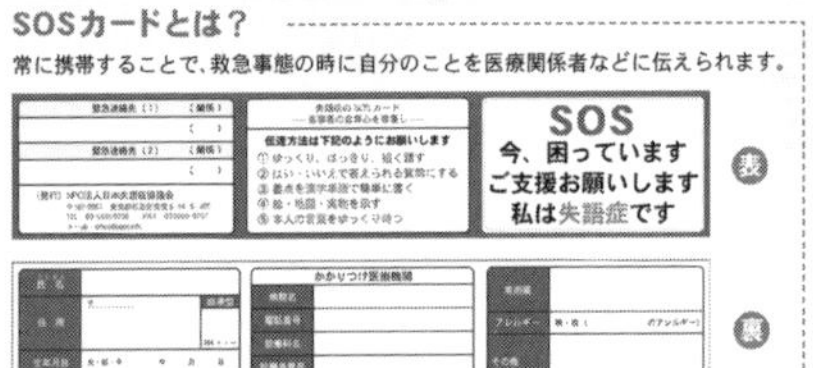

※「SOSカード」は、「災害時のサバイバル手帳」（平成24年12月発行）の内容と裏面が大幅変更になっています。

緊急支援お願いカード

NPO法人和音　災害対策ワーキングチーム

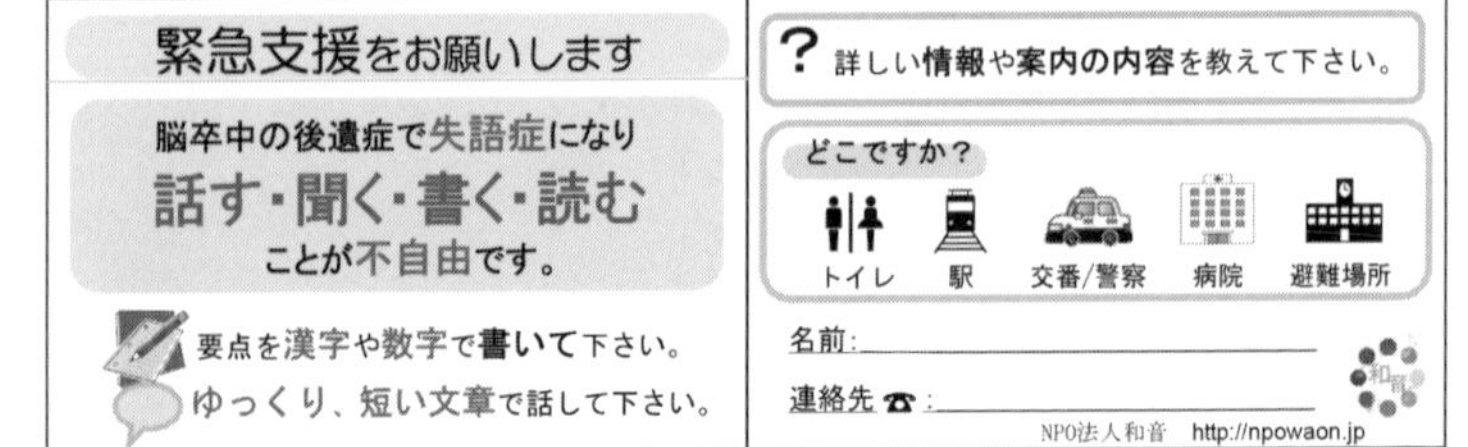

4　言葉をつなぎ、文章として表現する

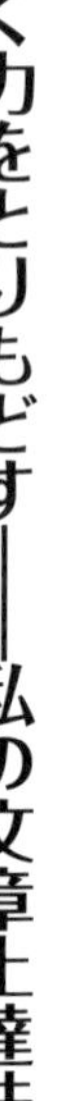

書く力をとりもどす——私の文章上達法

メモをとる、手紙を出すことは、話をする以上に大変なことだった。私は、いまだにメールをうつことはできない。

話す力とともに書く力を取り戻したかった。

失語症者の私が書いた文章を読んでもらうためには、どうしたらいいだろう。


いろいろ考えた。いまは、私の状況をそのまま書く方がよい。思うことを表現することが大事だ。書き写すのではない。

実際には、文章は、ポツリポツリしか出てこないし、すこぶるはぎれがわるい。でもそれしかない。そんなことは、自分でもわかっている。でも、継続は力だと信じよう。

マイペースでゆっくり着実に、むしろその方が失語症者にはいいのだと、いまも居直って書き続けている。

私の文章の書き方を紹介しよう。

これは、失語症者がやる独特のやり方で、自分だけの流儀であり、我流だということをお断りする。

①音声をひらがなに

まず始めに、ひたすら「ひらがな」で音声をそのまま書き写す。
つまり、ぜんぶ「ひらがな」だけで書くようにするのだ。（自信がある漢字だけは、そのままにしていいのだが…）
これは、文章の意味と関係なく、機械的にやる。発音通りに書きうつす作業に没頭するのだ。音声は自分のものがいい。自分の心と向き合いながら、何度でもやりなおしができるから。まず単語から始めよう。だんだん文章も挑戦するようになる。（外国語は「カタカナ」にするが、カタカナが出ないときはひらがなでいい）
ひらがなで書いているときには意味がなくなる。この瞬間が大事だ。音声をひたすら文字に変える。その後、頭を切り替えてみると意味がだんだん分ってくる。まさに魔法のようだ。ちょっと長い文章だと、その魔法をより実感できる。

音声を「ひらがな」にしたものの意味を、もう一回よく考える作業は楽しい。そのモードに頭をきりかえるだけで、はじめに頭の中で思い描いていたときより、意味が鮮明になる。

意味が伝わらない箇所も、文章に書くとよくわかる。そうすると、こう言ったらいいと、いい直しができたりする。こうなったら、苦しいけど楽しいような、みょうにテンションがあがった状態になる。

自分が生み出した言葉が、文字になり文章になるのは、実に楽しい！

②ひらがなを知っている漢字に（**文章になる瞬間**）
自分が知っている漢字に変える。（私は、あまり多くないほうがいいと思う）
その瞬間に意味のある文章にもどる。そして、口で言っていた文章が、書いた文章になるのだ。
健常者だったころは、こんなことは、頭の中で、一瞬にすませる手順にすぎなかった。そう、なんでもないことだったのだ。しかし、今はできないで苦労している。だから着実にやったほうがいいと思っている。

この「ひらがな」で文章を書き、それを漢字におきかえる方法に、気づいたのは、発症してから4年目ぐらいのことだった。それまでは、漢字中心の勉強だった。

③漢字中心の書き写しでは、文章を書く方向にならない

私のリハビリ日記は、２０１３年6月8日から、ぜんぶひらがなで書く練習にきりかえた。それまでは、漢字中心の書き写す練習になっていた。それでは、なかなか文章を書く方向には行かない。

そう意識したのはもっとあとのことだった。

④寝起きの言葉

朝、寝起きの一言を文字に換えることが大事だと、気づいたのは、２０１５年ごろからだと思う。寝ているか、起きているか区別がつかないときに、ふっと浮かんで来る言葉や事柄がある。それを、言葉にし、声に出してみる。そして、その声の余韻があるうちに、すぐに起きて書く。そうしないと、消えてしまう。

特に、発症前後は、ほとんど覚えていないので、それが一瞬でもよみがえったときは、記憶を再現できるチャンスとなる。

その一言を保存しておけば、そこから糸がほぐれるようにいろいろなことが思い出されることもある。書くことは、大きな意味があることだ。私の場合、「リハビリ日記」は、生きる証でもあったのだ。

5　聞いてよ！　群読「私たちの詩」

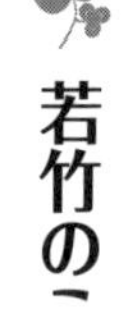

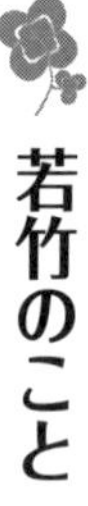

若竹のこと

私が、実際に行っているリハビリや失語症者のサークルでのとりくみについて話しておこう。

なかでも、若竹を抜きに私の日常は語れない。私は、発症から7ヵ月後の5月、リハビリ病院を退院した月に若竹に入会した。

若竹は、ＮＰＯ法人日本失語症協議会（旧全国失語症友の会連合会）に加盟する東京北多摩失語症友の会の失語症者のサークルだ。

２００４年5月22日に、高倉幸次郎さんなどと家族、山本弘子ＳＴ、塚田賢信ＳＴ、持田高子ＳＴなどの医療関係者が多摩北部医療センター（旧多摩老人医療センター）でやったのがはじまりだそうだ。

今では月2回（第１土曜日と第３土曜日）の午後2時間くらい、東村山市の公民館をお借りしてやっている。花見、カラオケ、旅行、料理、総会などにとりくんでいる。この3～4年には、群読、おしゃべりカフェ、言語教室・おしゃべり会などもやりはじめた。

２０１６年６月現在、失語症者が15人、家族会員８人、ＳＴが２人、会話パートナーが２人で運営している。東京の東村山、東久留米、清瀬などの人々が中心になっている。

若竹は、失語症者の息ぬきの場だ。ここに来ればみんな安心する。そのことが重要なのだ。安心するからやる気も出てくる。

若竹に入会したころは、なにも話せない状態の人が多かった。本人の力と家族の力がそれを支えた。ここには、失語症者が生きている「はり」のようなものを感じている。

いま中心になっている塚田賢信ＳＴと持田高子ＳＴ、会話パートナーの泉マヤさんと熊谷孝子さんの献身的なボランティア活動に支えられている。

塚田ＳＴには、私のホームページを見ていただいている。パソコンも、ましてホームページの作成などはできない私は、手書きした原稿をファックスで送るだけだ。本当にありがたい。

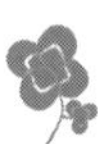

群読

若竹では、詩をみんなで声に出して練習する。

舞台にたった私たちの群読の様子を思い浮かべながら、再現版を聞いてください。

〔舞台再現〕

失語症とは脳卒中や事故などで話す、聞く、読む、書く、計算するなどが突然できなくなる病気です。日本中に50万人もいます。

若竹は東村山、東久留米、清瀬などの失語症者のサークルです。詩をみんなで声に出して練習します。これを群読と言います。

群読の決まりを紹介します。
一回目は一人でやります。二回目は全員でやります。
1、ゆっくり、ゆっくり、ゆっくり、はっきり
2、しゃべりたい気持を持つ
3、詩の気持になる
4、1行ずつ2回くりかえす

まず発声練習をしましょう
おーい（「おーい」と全員）
おーい（「おーい」と全員）
もっと大きく（「おーい」と全員）
もっともっと大きく（「おーい」と全員）

では、本番に入ります。

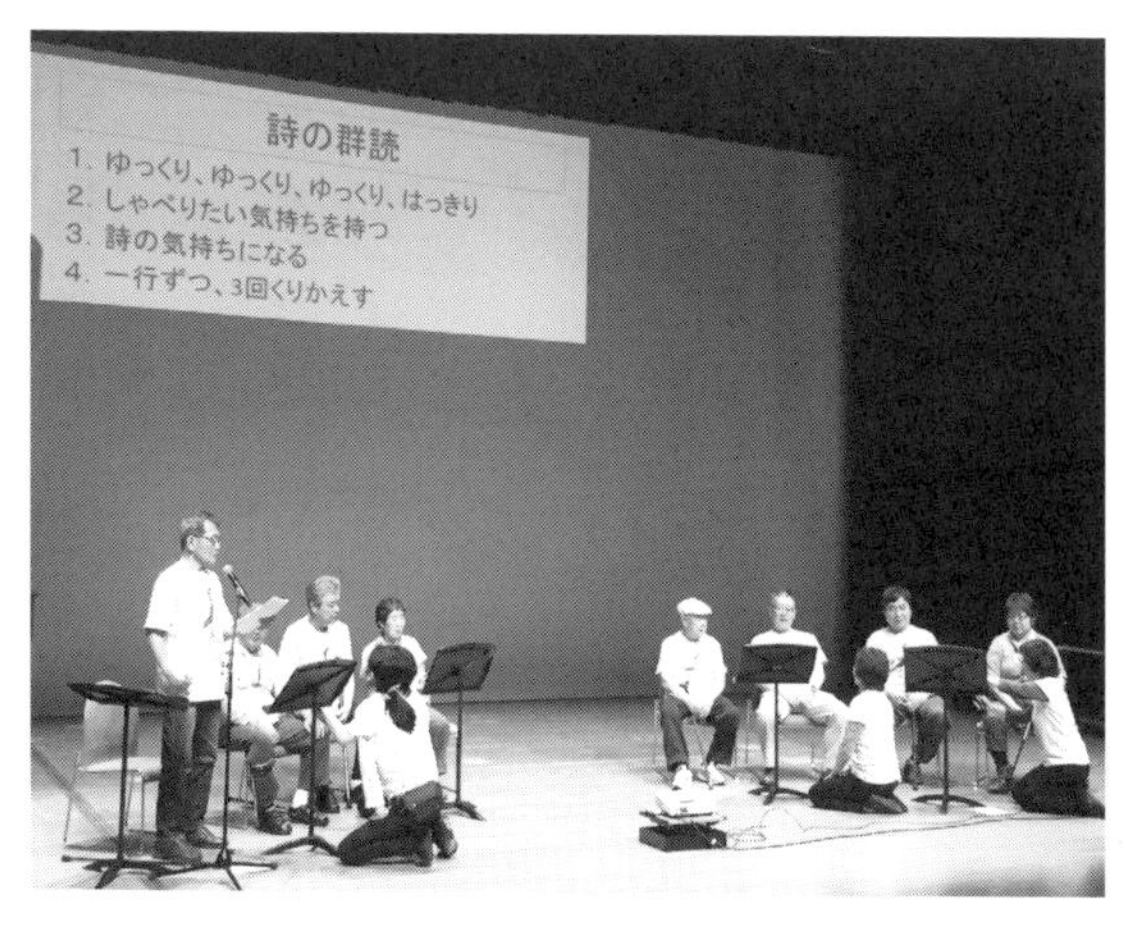

一番目の詩は「第一声」という詩です。
失語症になると、誰でも言葉が出ません。
「あーあーあー」とかすれた声が出ればいい方です。
最後の言葉は心の中の気持です。
始めに高倉幸次郎さんがやります。
そのあとみんながやります。

「第一声」

あー　あー　あー
うー　うー　うー
おー　おー　おー
わ・た・し・は
こ・と・ば・を

は・な・し・た・い

二番目の詩は「人気者はつらい」という詩です。
中澤一男さんの気持を歌ったもの。
いつも明るいけれど、気も使っているよ、とみんなで歌います。

「人気者はつらい」

団地の祭の金魚屋で
子どもたちの人気者
カラオケはいつもサブちゃんで
ろうろうと歌う

失語症の仲間の

最長老だけど
気を使ってときどき買う
柳久保まんじゅう

妻は三人の孫の
世話でてんてこ舞
たまには仲間の旅行
夫婦で行きたい

次の詩は「あーちゃん」。谷田由紀子さんが主人公です。
医者は奇跡に近い回復というけれど、本人はやってもらうより、みんなのことを
やるのが夢です。

「あーちゃん」

彼女はパワフル
歌をじょうずに歌う
前はもっとうまかった

脳梗塞発症が
ちょうど40歳のとき
脳の左側は全部取った
一生寝たきりと言われ
「あー」しか言えない「あーちゃん」

今はけっこう話せる
右側マヒだけれど

料理もうまくなった
電動カーで市外も行く

ダンちゃんの店を手伝いたい
みんなのことをやりたい
人生終ってないよ
人生終ってないよ

では、これで終りです。聞いていただいて、ありがとうございました。

この群読は効果があると思っている。失語症は苦しいけれど、それを表現することで、みんなによびかける楽しさがある。言葉の練習にもなる。若竹では、この練習はだれもが喜んでやりたがる。

詩は、私が仲間の様子を見て作っている。心や体の共通する思いが多い。みんな、詩の意味は分っている。ただ、言葉に出すことが大変なのだ。だから群読をやるのだ。大げさではなく、群読に、生きる希望のようなものを感じている。群読を人前でやるのは、失語症者の社会復帰の第一歩にもなると思ってやっている。どこでも大好評。若竹のみんなでひそかに胸をはっている。

今までに、群読をみんなでやったのは左記の通り。

・2014年11月24日（月）
　失語症者のつどいin首都圏（武蔵野市民文化会館）
・2015年7月25日（土）
　知って欲しい！　失語症（西多摩高次脳機能障害センター主催・羽村生涯センター）
・2015年10月18日（日）
　東村山市ボランティアまつり（東村山市社会福祉協議会）
・2016年1月24日（日）
　高齢者のコミュニケーション障害サポートセミナー（和音主催・東村山市民ステーションサ

ンパルネ）

・２０１６年５月７日（土）

日本脳損傷者ケアリング・コミュニティ学会２０１６年 in 東京プレ大会（くにたち市民芸術小ホール）

・２０１６年５月18日（水）

日本失語症協議会東京支部親睦交流会（タワーホール船堀）

（２０１６年５月現在）

6 おいでよ！　おしゃべりカフェへ
――失語症者がやる――

2015年9月、私と谷田由紀子さんと藤谷祐子さんが「失語症者が自由に話せる場所を作ろう」

「運営も自分たちでやれたらいいね」と話し合った。

谷田さんは「あーちゃん」の主人公。藤谷さんは後で出てくる言語教室の仲間だ。会話パートナーの泉マヤさんに相談した。

東村山市社会福祉協議会の地域拠点「ふれあいスペースいっぷく」が、土曜日は空いているという。泉さんに頼んで、私たちは、すぐに月1回を確保した。

さっそく「いっぷく」で高齢者向けのカフェを見学。食器やコーヒーを沸す道具などは、すべて揃っていた。しかも、無償で使えることもわかった。こうなればやるしかない。

開業は2015年12月26日（土）と決まった。

私たちは、若竹の失語症者、家族、言語聴覚士、会話パートナーだけでなく、失語症者や関心のある人にもチラシを配ったりして誘った。

さて結果はどうなったか、「おしゃべりカフェだより」から報告しよう。

おしゃべりカフェ　オープン、12月26日開業

目標は、失語症者が自立すること。
この第1回おしゃべりカフェには、
「失語症ってなに」と思っている人や家族などが、22人も集まった。それだけで私たちは大感激。おしゃべりカフェというが、実は、失語症者が集まっても、あまりおしゃべりはできない。でも、やる気はまんまん。

さて、カフェの本日のメニューは、

コーヒー、紅茶は、一杯100円
どら焼きも100円です。

ほかに、差し入れのケーキ、まんじゅう、果物もあります。

テーブルには花もかざられました。

始めに、マスターの渡辺鋼と、ウェイトレスの谷田由紀子さんと藤谷祐子さんが、あいさつ。すでにほぼ満席。

マスターもウェイトレスも初めてのことにあがり気味だし、失語症でうまくしゃべれない。とても大変だった。しかしそこは、お客さんに助けられてなんとかすすめることができた。

40分ほどたったころ、マスターが紙を見ながら、このおしゃべりカフェをやることになった経過を話した。（別掲）

続いて、塚田賢信言語聴覚士（ST）がパワーポイントを使い、30分間にわたって「失語症の話」をしてくれた。失語症者や家族が、気楽に次々と質問した。

「楽しく勉強できた」

「よくわかった」と好評だった。

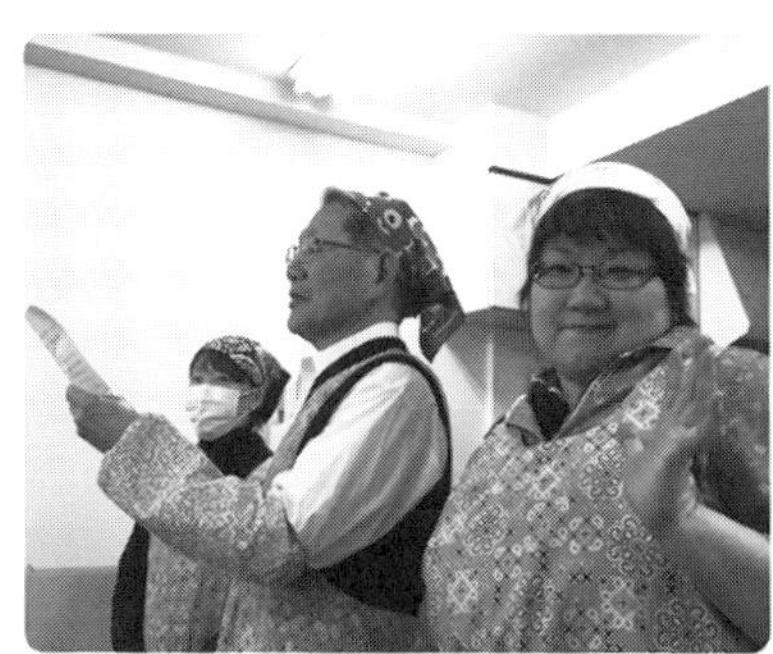

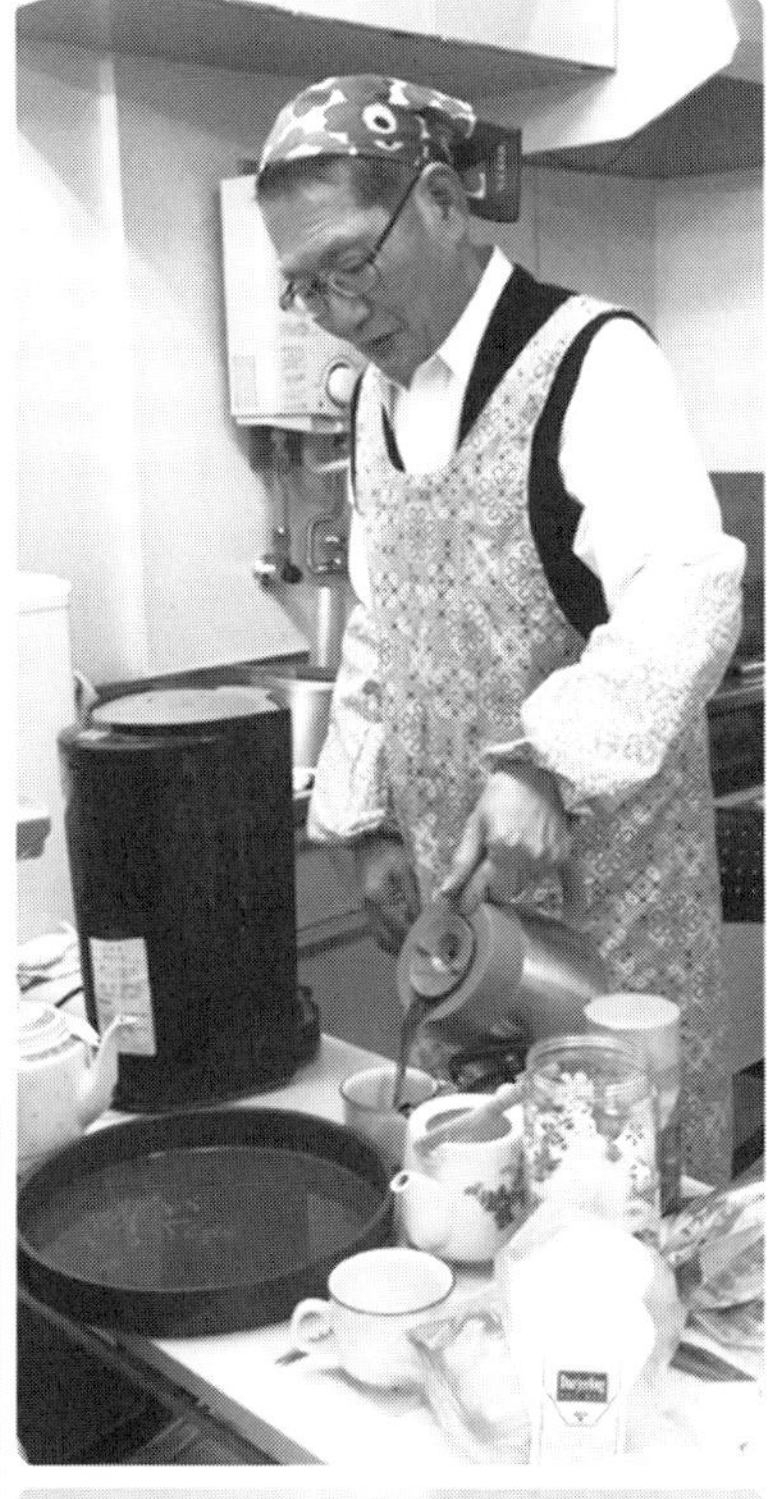

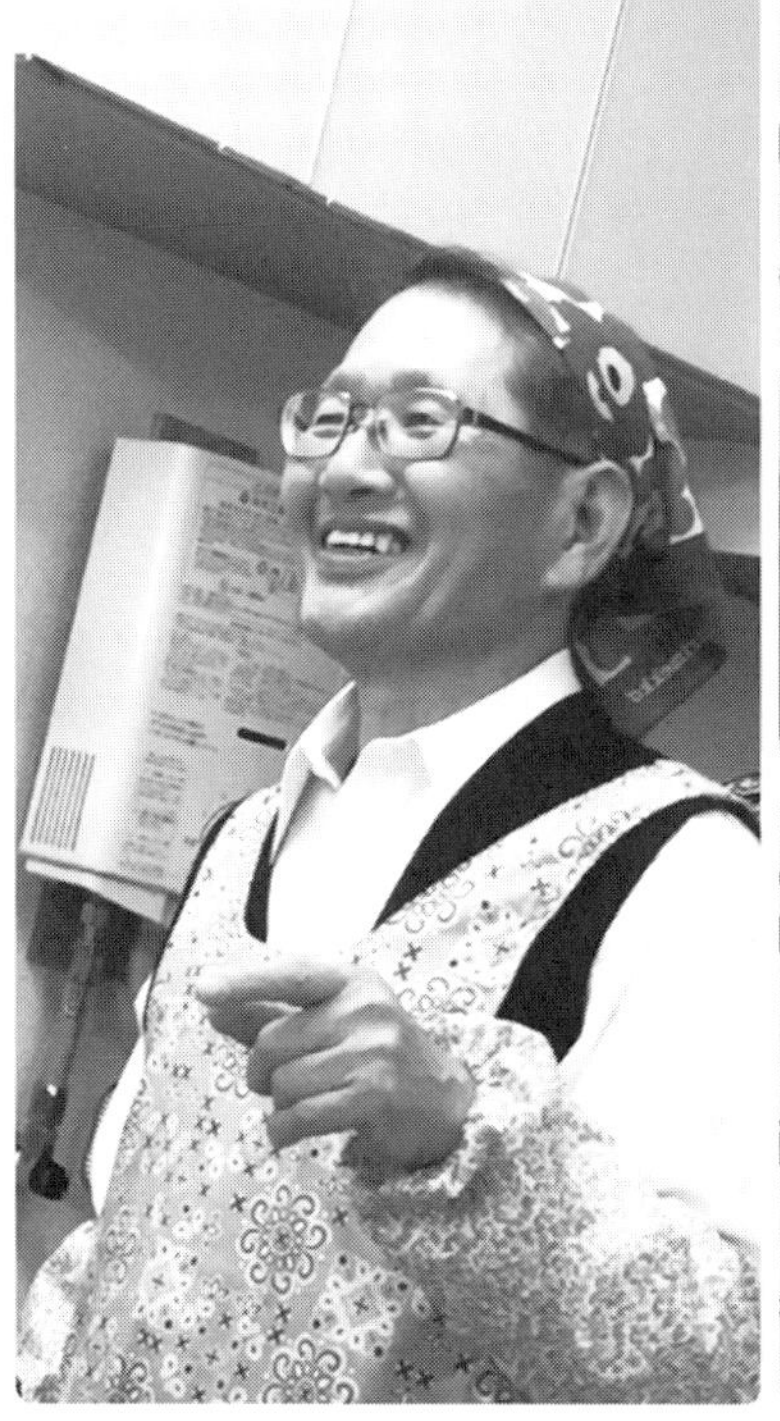

おしゃべりカフェ

2015年12月26日（土曜日）
午後1時～3時

ふれあいスペース　いっぷく

次回は、1月30日に、同じ場所、同じ時間でやることになった。いろいろ改善することが見つかった。その話し合いも「練習」だ。
せっかくだから、マスター初就任の私の口上も聞いてもらおう。

おしゃべりカフェのマスター　渡辺鋼のあいさつ

本日は、おしゃべりカフェにようこそいらっしゃいました。
このおしゃべりカフェは失語症者がやっています。今日は開店1回目です。
これからは、毎月1回やるつもりです。
おしゃべりカフェの目的は2つあります。
1つは失語症を知ってほしいこと。
2つ目は失語症者たちで店を運営する練習です。

今日のために、私たち失語症者もがんばりました。

チラシを作ったのは谷田さん、メニューを書いたのは藤谷さんです。

会話パートナーの泉さんには、会場などの準備で大変お世話になりました。

会話パートナーの熊谷さんには、いま、みんながつけているおそろいのエプロンを作ってもらいました。

みんなが待ちに待った失語症のおしゃべりカフェの始まりです。

みなさん、どうぞ、ごゆっくり、おすごしください。


2回目（1月30日）おしるこ&おしゃべりしたい気持ち

今日のカフェのマスターは高橋博幸さん。ウェイトレスは、ひきつづき谷田由紀子さんと藤谷祐子さん。今回は、お客さんに注文を紙に書いてもらうように専用のオーダーシートを作った。これは成功だった。

今回は正月なので、コーヒー、紅茶のほかに、宮崎さん（家族）、上野さん（サポーター）が、おしるこを作ってくれた。

参加者は失語症者8人、家族8人、関心のある人4人、ST（言語聴覚士）2人、会話パートナー2人、総計24人。西東京市の運動型デイの運動指導員さんや看護師さんが3人参加して激励してくれた。

おしるこや飲みものが、いちだんらくしてから、みんなで自己紹介をやった。失語症者も堂々とやった。とちるのも練習。

今日の話題提供は、増本季美STの「失語症治療における話しことばの重要性」で、前回と同じように、約30分話をしてもらった。

失語症者がしゃべりたいという気持にぴったりの話だった。私なりに言うと、まず、しゃべりたい気持にさせることが大事だと思う。字を書いたり、絵で示したりするのは、おしゃべりをするのとは違うことだ。

叫び、呼びかけ（短い単語）を全身で表現する。はじめは、これのくりかえし。これが十分でないうちに、文字でやると聞く力を弱めてしまうことがあるという。

増本ＳＴは、清瀬リハビリテーション病院で、今日参加している高橋さん、菊地さん、渡辺を治療してくれた人だ。

３回目　失語症者と家族の話を聞く

２月27日（土）開催、３回目になり、少しスタッフも慣れてきた。

今回のマスターは高橋博幸さん。ウェイトレスは谷田由紀子さんと斉藤信子さん。斉藤さんは、失語症と片マヒを克服して復職をした人。マネージャーは、渡辺がやった。

参加者は失語症９人、家族７人、サポーター６人。ＳＴ１人、和音のスタッフ１人、会話パートナー２人、総計26人。満員状態、うれしい悲鳴だ。

マスターの高橋さんは、挨拶で、始め言葉が出なかった。みんなが固唾を飲んで見守るなか、しばらくしてから、

「こうやってしゃべれないのが本当に悔しい。でも一生懸命です」と話しはじめた。

初めて参加した男性は
「自分は軽い方だと思うが、緊張すると、うまく話せない。その悩みは、とてもつらい」と話してくれた。この男性が通所している運動型デイの運動指導員や看護師さんが4人も来てくれた。

◇今回のゲストは、失語症者本人の高倉幸次郎さんと奥さんの正子さん。
会話パートナーの泉さんの絵入りの14年間の闘病年表もあって、みんなもよくわかったと思う。幸次郎さんは、若竹の会長としてがんばったことなどを、

「もういい。もういい」といいながら、少しずつ話をしてくれた。

正子さんの苦労話は、心を打った。話の最後に、正子さんは、

「人生捨てたもんじゃない」と笑顔で言った。

幸次郎さんも、その言葉に、大きくうなずいていたのが感動的だった。

4回目　母の思いに感動

「今日は、お客さんが少ない」と、スタッフはちょっと心配していた。回を重ね、お客さんも馴れてきたのだろう。開店してから来る人も多く、けっきょくメンバーは入れ変ったが、参加人数はほぼ同じだった。

失語症者は、今迄で最高の10人。家族5人、ST2人と子どもさん1人。サポーター3人、会話パートナー2人、総計23人。新しく来た人が、5人もいた。

マスターは、今回から失語症歴10年以上の中澤一男さん。中澤さんは、「失語症はだんだんよくなっていく」と明るく話してくれた。

ウェイトレスの谷田由紀子さんは、「友達の店でネイルをやって、気持がスッキリした」と、きれいになった爪をかざし、大きなジェスチャーで話した。

藤谷祐子さんは、

「先週、病気以来、はじめてのグアム島旅行に行った」と報告してくれた。

いつも洗い場をやっている上野さん（サポーター）の苺ゼリーが大好評だった。

◇今日の話（ゲスト）は、古畑裕さんとお母さん（きみさん）。
言葉を探すようにゆっくりと、しかし正確に話す古畑裕さんの姿が印象的だった。

古畑裕さんは、

「体を治すこと、言葉を話すことと書くこと、旅行に行きたいこと、母を安心させたいこと」という4つの希望と願いを話してくれた。

きみさんは、脳梗塞で倒れた夫（裕さんの父）を33年間看病。夫が逝って3年もたたずに、今度は裕さんが、脳出血になったことをたんたんと話された。

「夫は、せめて一言、一足（あし）の願いもダメでした」という言葉には、裕さんには、よくなってほしいという母の願いがこもっていた。

会話パートナーの泉さんの古畑さんのイラストもあたたかだった。

熊谷さんも、お母さんが失語症になった経験から会話パートナーになったと話してくれた。

5回目　5月は群読でもりあがった

4月は、お休みしたので、2ヵ月ぶりのおしゃべりカフェになった。

マスターは、中澤一男さんの予定だったが、体調不良でお休み。渡辺が、急きょマスターをやることになった。

ウェイトレスはいつもの通り谷田由紀子さんと藤谷祐子さん。

谷田さんは、このカフェをやったことで、急に話せるようになったと楽しそうに話していた。

藤谷さんは、新しく色鉛筆で絵を始めた。猫とか犬を描いているようだ。

今回の参加者は失語症者8人、家族3人、会話パートナー1人、世田谷の会話パートナー3人、東村山のボランテア2人、総計17人だ。

失語症者が本人だけで参加する人が多く、自立のためにも大事なことだ。でも、家族もいっしょにやることも大事なのでよろしくお願いしたいものだ。

今回は、新しいお客さんが5人も来てくれたこともうれしかった。みんなはりきって自己紹介をやった。

今回のゲストは若竹のみなさん。そうなれば、そろって群読だ。

「第一声」「人気者はつらい」「あーちゃん」などの詩は、発表会などでやってきたものだ。

失語症者は、気管の右側の肺活量が大はばに少なくなるので、声が出なかったり、出ても小さい。でも、みんな失語症とは思えない大きな声でやれた。

世田谷の会話パートナーの人も、

「みんなとてもよく声が出ていた」とびっくりしていた。

その後、自然とフリートークになった。失語症の人が
「私は、よだれが出て困るが…」と質問した。
脳梗塞や脳出血の場合、片マヒになることが多い。よだれはそのせいだ。
「私も舌がんの手術でよだれが出るが、気にしないことにしている。よだれは口の中を清潔にする。ハンカチをあてておくだけでいいと思う」という参加者からの声もあり、これには、質問者も納得。

6回目　失語症の疑問・悩み　みんないっしょだね

今回は、古畑さんがマスターをやった。3月に「話す人」で登場した人だ。ウェイトレスは谷田由紀子さんと藤谷祐子さん。マネージャーは今回も渡辺がつとめた。

参加者は、失語症者11人、家族3人、介護施設関係者6人、サポーター4人、会話パートナー2人、総計26人だった。

今回は、「失語症の疑問・悩みコーナー」が大にぎわいだった。1時間たっぷりやった。はじめに失語症の人から

「私は、忘れるからメモをするが、そのことも忘れる」という悩みが出され、がぜんもりあがった。みんな経験者だったからだ。それに関しては、メモの取り方や、若い人はスマホでやるなど、たくさんの工夫や知恵がだされた。

谷田さんがお世話になっている言語聴覚士さんが、脳の絵を描いて、失語症と高次

脳機能障害の同じところと違うところを説明してくれた。

初めて参加する若い方は、

「脳性マヒだったけれど、仕事をしている。でも電話には出ないようにしている。相手から嫌なやつと思われるから」と、苦労を話してくれた。

トイレが近いという悩みも出た。これには、

「私も」「私も」という声が、次々に出され、

「みんないっしょだね」とみんなで安心した。

7回目 「今度は、水泳やダイビングを!」

今回の参加者は、失語症者8人、家族2人、関心のある人4人、会話パートナー1人で総計15人。はじめは、人数が少ないと心配したが、失語症者が8人も来てくれたのは、すごいことだと思った。

今日は、谷口由紀子さんと夫の敬彦さん(ダンちゃん)が話をした。はじめにダンちゃん。

「由紀子が、重い脳梗塞となり、昭和病院でＩＣＵの治療を受けたのが、２００８年10月、40歳のときでした。右マヒと失語症は残ったが、奇跡の回復でした。しかし、４ヵ月後、由紀子は、激しい痛みを訴え、再入院となりました。頭の１部の骨が膿み、骨をとることになったのでした。そのかわりに、自転車用の紫色のヘルメットをつけるようになりました。頭に人工の骨を入れたのは、２０１０年８月のことで、それが３回目の手術でした。

そのころは、由紀子はまだ『あ〜』『いや』『まあいい』ぐらいしか話せない状態でした。私は、歩くことは、言葉にもいいと思うのです。

由紀子の様子をみていると、ついつい手をかしたくなることもあります。でも、じっと見守ることにしています。時間も手間もかかるけれど、私は、やってしまうのをがまんします。」

今度は、その話を、黙って聞いていた由紀子さんが、

「スパルタはもうこりごり」といってみんなを笑わせながら

「ダンちゃんには、感謝の気持ちでいっぱいです」との感謝の弁に続けて

「水泳やダイビングをやりたい！　右半身マヒでも、できることには、なんにでも、チャレンジしたい」と発言。聞いている私たちまで夢がひろがり、みんなで盛大な拍手を送った。

最後に、マネージャーが立ち上がり

「相模原の障害者施設で、19人もの障害者だけが、殺される事件がありました。障害者は、このカフェのように、元気でやっていることを、もっとアピールすることが大事です」とうったえた。みんなが、深くうなずいた。

◇裏方話を一つ

お客さんから1000円札が同時に2枚でて、おつりがいくらかわからなくなった。あやうくまちがうところだった。でも、ボランティアの人がやってくれて、ことなきをえた。一時はマネージャーもウェイトレスも、あせって、混乱してしまった。

7 言語教室とおしゃべり会

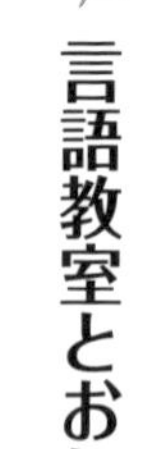

言語教室とおしゃべり会

病院やデイサービスでやる失語症者の言語訓練は、言語聴覚士（ＳＴ）と失語症者が、一対一で行うことが多い。それは大変大事なことだが、失語症者が、ほかの失語症者と話す機会はなかなかない。前は、病院でもやっているところがあったと聞くが、今は病院でもデイでも行っているところはわずかだ。

日本失語症友の会（協議会の前身）の本部は、以前は東京の東久留米市にあった。そのときには言語教室、パソコン教室や自由討論などいろいろなことをやった。私や高倉幸次郎さんなどが言語教室に参加した。

２０１４年3月、日本失語症協議会が、杉並区に移転。相馬ＳＴが引き続き残ってくれたので、言語教室は、失語症者と家族が、近隣の公民館などを借りて続けることにした。

東村山市は、会話パートナーの泉さん・熊谷さんが社会福祉協議会の団体登録をしていたので、比較的スムーズに借りることができた。

西東京市は、私の知り合いに対市関係の手続きを引きうけてもらい、「失語症の会（西東京）」を作った。それでも会場が見つからないときは、東久留米市の個人でやっている集会スペース「コムーネ」を使用する方法もあることがわかった。

月4回やるようにしていたが、相馬STが都合で月2回になるのを機に、あとの2回は失語症者と会話パートナーだけでやることにした。

それを、「おしゃべり会」と呼んで、2014年5月からスタートし、いまも続いている。

失語症者が、家族、ST、会話パートナーとともに、言語教室やおしゃべり会を運営することは失語症者の新しい力となったと思う。


言語教室やおしゃべり会では、1週間ぶりの近況報告から始まる。

何でもいいから話してもらう。おしゃべり会のときには、話すことを決めてやる。8月は、『オリンピック』で盛り上がった。

初めは、みんな話せない。でも誰もが、言葉を使いたいと思っている。1年、2年たつと、だんだん話すようになる。ぐちや悩みの相談、楽しい報告をする人もいる。話が終わりにならないこともある。

言語教室では、「言葉の体操」の時間があり、相馬STが、言いにくい言葉などをやってくれる。「言葉を使ったゲーム」は、おもしろい。私たちが知らないことを、相馬STが、ゲーム形式で出題してくれる。なかなかむずかしい。でも、知らず知らずに言葉を覚えていく。

8　暴言事件のこと

暴言事件の顛末(てんまつ)

忘れもしない。それは、2014年10月14日、朝の6時40分ごろのことだ。

私は、散歩の途中だった。歩いている私に、急にクラクションが鳴らされた。

後をふりむいた私は、その車に向かって
「ちょっと待ってください」というつもりで、目で挨拶した。そのうえで、前に向きなおって、左側によろうとした。その瞬間だった。

その車が、左側から、突然迫ってきたのだ。そのうえ、私を追い越しざまに、

「この野郎、ぼけ、歩道を歩け」と罵声を浴びせ、猛烈な勢いで走り去った。一瞬の出来事だったが、目前で起こったことだ。その若い男の顔は、はっきり覚えていた。

そのときの私はといえば、手も足も固まった状態で、身動きもできず、声が何も出なくなっていた。ただ目だけは、相手と車を見ていた。

その車の色は白。ナンバープレートは練馬○○○○。私は、これを目に焼きつけ、

頭にインプットした。家に帰る30分ほどの道のりは、くりかえし声に出して、プレートの数字を言い続けた。そうしないと記憶がもたないので必死だった。

家に着いて、すぐに紙にナンバーを書くまでは、妻に会っても、呪文のように、数字を言い続けていた。

私の話を聞いた妻や友達の協力もあり、運転していた男性が、小学校の若い先生であることは、すぐに判明した。

友達の夫婦は学校まで行って、事情を聞いてくれた。失語症友の会は文部科学省と東京都教育委員会に手紙を出してくれた。

この件について問われたその先生は、

「自分は、確かにその場所にいた。彼（私のこと）が、ニット帽の人と言いあらそいをしているところを見た」と校長に言ったそうだ。

とっさに嘘をつくことはありえることだが、自分を正当化するために、新しい嘘を考え出すのは、許せないと私は思った。しかも、私が障害者とわかってからの嘘だ。だんだんこの先生の行為が客観的にわかってきた。

失語症者を軽く見て、どうせ反論はできないだろうと、ありもしないニット帽の男をでっちあげ

「自分はなにもしていない、ただ見ていただけだ」と、いいはったのだ。これが障害者を、いかに軽んじていることか！

2015年1月になって、その若い先生は、校長に連れられ、私の家までやってきた。嘘と暴言を、やっと認め、その場で謝罪した。

その席には、私と妻だけではこころもとないので、私の言語聴覚士の増本さん、ケアマネージャーの中原さん、日本失語協議会の園田事務局長さんに同席をお願いした。

増本さんは、暴言を吐いたこの先生に

「失語症者は、自分の考えや思いがあっても、それを言葉にして、口に出すのが難しいのです。みんな、自分の気持ちを伝えようと、必死で言葉を探して表現しています。相手の言っていることを、正確に理解することも大変で、一生懸命わかろうとしてい

るのです。

嘘を練り重ねていくあなたの態度は、混乱を招くし、苦労して出した言葉やその気持ちを踏みにじっているように思います」と言ってくれた。

このときも､私には言いたいことがたくさんあったのに､どう発言したらいいかずっと迷っていた。最後になって
「罪を認めてもらってホッとした。なぜこんなことになったのか考えてほしい。そして、同僚の先生や生徒にこのことを話してほしい」というのがやっとだった。こうして、この暴言事件は、その後一ヵ月あまりで、解決した。

失語症者は、きちんとしゃべれず、反論もできないために、いまだに、泣き寝いりさせられることが多い。人前でものが言えないのを見て、逆に障害者が犯人にされてしまうことさえあるという。こんなことは、絶対にくりかえされてはならない。

同じ年の12月の内閣府主催の【失語症セミナー「失語症を知って下さい」】（於：有楽町朝日ホールスクェア）で、私にも発言の機会が与えられた。

私は、この暴言事件を題材に、失語症者の立場、その苦しさと怒りを発言した。

内閣府主催失語症セミナーでの発言要旨

渡辺鋼

「失語症者の体験談――嘘つきにされるのとおなじこと――」

私は10月14日（火）リハビリで散歩中、小学校の前を通るときに、自動車を運転する男から「この野郎、ボケ」など暴言をうけました。私は、その瞬間、手足が硬縮して動けず言葉も出なかった訳です。

こんな体験は失語症者なら、みんな経験しています。しかし私の揚合は、車のナンバーを覚えていたし、学校関係者だと思ったので、家に帰ってから妻に言って小学校に電話をしました。

これで悔しい思いだけは避けられると思いました。

ところが副校長が出てきて調べてくれることになり、翌日（10月15日）校長と副校長が家まで来て「おわび」をしていった。

そこまでは良かった。校長さんの話では、

①運転する男が暴言を吐いたわけではないと言っている。

②運転する男は小学校に勤務する妻（先生）を送った東久留米以外の地域のやはり先生だった。9月終わりから妻が捻挫したので毎日送ってきていたが、この日が最後だった。

③呼んで話しを聞いたが、障害を持った人が前を歩いていたので、道をあけるように言った。そのとき、後ろからマウンテンバイクに乗った毛糸帽の男（こんな人はいませんでした）が通り、障害者と何かあったようだが、私は左側を通って前に出て去っ

た。この話しが本当かどうか、警察ではないからわからないが、校長として、あなた（渡辺）に「おわび」するというのです。

そして10月22日（月）にまた校長、副校長が自宅まできて今度は土下座までしていった。

私は、先生だって人間だからついカッとなることもある、私の歩き方もゆっくりだったと思う。後になって反省すればいいことだった。これを期待していた訳です。ところが、事実無根のことをでっち上げて自分の暴言はなかったことにするのは、私としては許せないと思いました。わざわざ、校長、副校長が出てきたのも、結局学校関係者には暴言を吐く人はいない、というためだったんだと思いました。

私の勘違いにしてしまおうという訳です。「障害者はときおり変なことを言うから気をつけよう」ということと同じことです。

失語症者は、そのとき、肝心なときに声が出せない病気、手足も固まってしまう。そんなときに嘘をいわれても自分ではどうしようもない状態になります。

本論

1　失語症友の会への助成をもっと増やしてください。特に朗読、カラオケ、バス旅行などは言葉を取り戻すためにはとてもいいのです。

2　介護保険でデイができて良かったのですが、失語症者は一人にされることが多い。

＊すべてのデイに言語聴覚士、会話パートナーを配置してください

＊コミュニケーション障害者をみるデイをもっと増やしてください。都内で失語症に特化したデイは2、3ヵ所しかない（多摩地域にはない）。

3　失語症者が外に出やすくするために、駅、交番、役所、図書館、スーパーなどに会話パートナーを置いてください。

9　発病前の私のこと

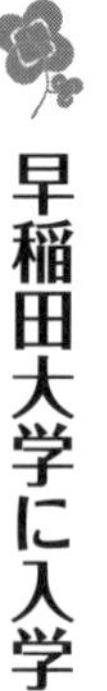

早稲田大学に入学

大学では、建築をやりたいと思って、早稲田大学に入った。

2年生の秋に、大学祭の建築展の実行委員長になった。記憶では、たぶん、私しか立候補した人がいなかったような気がする。

何日も友達の下宿に泊まりこんで、建築展の準備をやったことを覚えている。そのときには、将来はデザイナーとしてやりたいと思っていた。しかし、3年生のとき、授業料値上げ反対の運動がはじまった。これは、早稲田だけでなくほかの大学でも起こる事態となった。いつしか、私もそれにのめりこんでいった。その結果は、留年。

いろいろ考えた末、社会を変えるのは、労働運動をもっとさかんにしなければならないと思った。若い考えだと思うかもしれないが、いまでも間違ってはいなかったと思っている。

父母には、学費を払いつづけてくれたのに、退学したことを大変申し訳なく思っている。突然の進路変更を、文句も言わずに支持してくれたのも父母だった。

人権回復求めた35年のあけくれ

25才のとき、ＩＨＩ（旧石川島播磨重工業）の航空エンジン事業部に入社した。１９６９年2月の臨時採用だった。それから35年間、定年まで労働運動に打ちこむことになった。

しかし、それはいばらの道だった。いろいろ失敗を連続した。私生活でも悔いることばかりだ。だが、自分でも仲間といっしょによくがんばったと思う。

ＩＨＩでの労働運動は、労働運動にならない闘いであった。

社員名簿や組合員名簿には名前はある。ところが、人間として扱わない人たち――それをＺＣ名簿（ゼロ・コミュニスト名簿）と会社は言っていた――がたくさんいたことが、長い闘いの中でわかってきた。どんなに優秀でも、評価を最低につけるべき名簿が1970年ごろから会社にはあったのだ。

私たちは、たんなる賃金差別というより、人間の尊厳をとりもどす闘いとして立ち上がった。「たたかってこそ明日がある」という合い言葉も生まれた。

それは長い闘いの結果、2004年3月に勝利した8人の労働者の闘いと、2007年1月に勝利した全国6事業所の168人の労働者（ともに団長は私）の闘いに凝縮されている。

賃金差別・男女差別・思想差別の無念さは帰ってこない。妻や夫や子どもたちのくやしさも帰ってこない。しかし、14億2千万円の賃金賠償とIHIと交わした和解協定と再発防止協定は残った。

日付は前になるが2002年8月6日、IHIとの裁判がいよいよ大詰めになったある日、私は田無工場の勤労課長に呼ばれた。

本社の人事部――つまり裁判の相手の言葉を伝えに来たのだった。

私の誕生日が違っているから、一年早く退職してＩＨＩから去れというものだった。ＩＨＩがなんでそこまで言ってくるのか、その意図ははっきりしていた。

そんなことも予測される２つの勝利であった。

しかし、そのことを正確に話すには、失語症の私には、まだ荷が重い。

２００２年11月７日の朝日新聞の記事を紹介しておく。

迫る定年　救ったへその緒
戸籍混乱　私は58歳？　59歳？

「あなたは58歳というが実は59歳。年末には定年だ」。突然の会社からの宣告に驚いた社員が調べてみると、誕生日が1年違いで二つあった。戸籍の記載の混乱が原因のようだが、会社は今年末の定年を譲らない。困った社員の申し立てに東京家裁八王子支部は7日、58歳と決定した。決め手は、母親が大事にしまっていた「へその緒」の桐箱に書かれた生年月日だった。

桐箱に生年月日

家裁、「58歳」と認定

大手メーカーの工場に勤める東京都東久留米市の渡辺鋼さんは、誕生日を「昭和19(44)年1月1日」と思ってきた。学校の卒業証書から自動車の運転免許証、会社の健康保険証、年金手帳までそう書いてある。しかし8月、担当課長に呼び出されると「住民票をとったら、君は昭和18年1月1日生まれの59歳。12月末で定年だ」と言われた。あわてて自分で住民票を確認すると、確かにそうだった。

このままだと12月31日で定年で、これまで考えてきた生活設計がくるう。結婚前後の戸籍から戸籍原簿までさかのぼってみると、いずれの戸籍も出生日「昭和18年1月1日」、届け出日「18年1月6日」だった。ところが、元になる原簿には出生日「18年1月1日」、届け出日「19年1月6日」と記されていた。

「出生1年後の届け出はおかしい。自分は19年元日生まれの58歳のはずだ」。だが、これといった物証はない。差し迫る「定年」を前にあせる渡辺さんに、まもなく埼玉県に住む母泰子さん（82歳）から電話が入った。

「へその緒の桐箱が証明してくれるよ」　桐箱は、泰子さんが住む自宅の桐ダンスの隅の物入れにあった。箱の裏には出生地、命名に加え、「昭和18年12月28日20時15分生」という助産婦の書き込みがあった。

こうした事実や両親の話から、渡辺さんは真実は昭和18年12月28日生まれだが、戦前は数え年だったから生後4日で2歳になってしまうのは忍びないと、両親が翌19年1月1日生まれとして届け、その過程で誤記が生じた、と考えた。

「桐箱があってよかったですねえ」。裁判で家裁の調査官もそう言ったという。

「へその緒の桐箱にサラリーマン生活最後で最大の危機を救われたと思うと、こみあげてくるものがあります」。渡辺さんは家裁の決定書を手に近く会社と掛け合うつもりだ。

戦前の出生届は医師らの出生証明書の添付も不要のため、不確かなケースが少なくない、と専門家は指摘する。戸籍問題に詳しい法務省の担当者は「年を経て物証や証人がなく、一般的には証明しにくいのが現状だ」という。

迫る定年 救ったへその緒

戸籍混乱 私は58歳？59歳？

「あなたは58歳というが実は59歳。年末には定年だ」。突然の会社からの宣告に驚いた社員が調べてみると、誕生日が1年違いで二つあった。戸籍の記載の混乱が原因のようだが、会社は今年末の定年を譲らない。困った社員の申し立てに東京家裁八王子支部は7日、58歳と決定した。決め手は、母親が大事にしまっていた「へその緒」の桐箱に書かれた生年月日だった。

桐箱に生年月日

家裁、「58歳」と認定

大手メーカーの工場に勤める東京都東久留米市の渡辺[illegible]さんは、誕生日を「昭和19(44)年1月1日」と思ってきた。学校の卒業証書から自動車の運転免許証、会社の健康保険証、年金手帳までそう書いてある。しかし8月、担当課長に呼び出されると「住民票をとったら君は昭和18年1月1日生まれの59歳。12月末で定年だ」と言われた。あわてて自分で住民票を確認すると、確かにそうだった。

このままだと12月31日で定年で、これまで考えて来た生活設計がくるう。結婚前後の戸籍から戸籍原簿までさかのぼってみると、いずれの戸籍も出生日「昭和18年1月1日」、届け出日「18年1月6日」だった。ところが、元になる原簿には出生日「18年1月1日」、届け出日「19年1月6日」と記されていた。

「出生1年後の届け出はおかしい。自分は19年の元日生まれの58歳のはずだ」。だが、これといった物証はない。差し迫る「定年」を前にあせる渡辺さんに、まもなく埼玉県に住む母泰子さん(82)から電話が入った。

「へその緒の桐箱が証明してくれるよ」

桐箱は、泰子さんが住む自宅の桐ダンスの隅の物入れにあった。箱の裏には出生地、命名に加え、「昭和18年12月28日20時15分生」という助産婦の書き込みがあった。

× ×

こうした事実や両親の話から、渡辺さんは真実は昭和18年12月28日生まれだが、戦前は数え年だったから生後4日で2歳になってしまうのは忍びないと、両親が翌19年1月1日生まれとして届け、その過程で誤記が生じた、と考えた。「桐箱があってよかったですねえ」。審判で家裁の調査官もそう言ったという。

「へその緒の桐箱にサラリーマン生活最後で最大の危機を救われたと思うと、こみあげてくるものがあります」。渡辺さんは家裁の決定書を手に近く会社と掛け合うつもりだ。

× ×

戦前の出生届は医師らの出生証明書の添付も不要のため、不確かなケースが少なくない、と専門家は指摘する。戸籍問題に詳しい法務省の担当者は「年を経て物証や証人がなく、一般的には証明しにくいのが現状だ」という。

※朝日新聞の記事 2002・11・7付より転載

10 近況報告

脳梗塞を発症してから7年目（2016年になって）に入った。私は元気だ。脳梗塞で頭のめぐりは悪くなった。言葉もポツリポツリしか出てこない。しかし、発症前にはなかった新しい自分がいる。それがなかなかいいのだ。新しい人生を生きることでは、発症前より貪欲になった。

散歩で会う人が楽しみ

朝、散歩すると、脳梗塞や脳出血やうつなどの人と知り合いになる。私と同様の病気のある人は、こちらから話しかけないと、自分からは話しかけてくれないことが多い。しかし、こちらから話しかければ、たいていの人（同じ病気持ち同士とわかれば、なおさら）が応えてくれる。

いま思うと、当時の方がもっと言葉が出なかった。それでも、気持は一生懸命だったように思う。

右マヒは失語症が出やすい。左マヒやほかの病気なら、話すことはできるのだから、大変にうらやましいと思っていた。それぞれに悩みがあることに気づいたのは、もっと後のことだった。

ときれときれでも、発音することが、相手に通じるとわかったとき、私は軽い方だとはじめて思ったものだ。とはいえ、その前に、自分が何を言いたいかを、まとめることをやらないと、相手に自分の気持を理解させることはできない。手足の不自由なことは、目ですぐにわかる。言葉は、自分をさらけださないと相手に届かない。

２０１４年の夏のことだ。朝の散歩コースで50才ぐらいの男の人に会った。暑い日だった。その男の人は、長靴をはいて、不しょうヒゲをはやし、暗い顔で歩いていた。何度か目で、思いきって声をかけた。私は、つっかえながら話した。相手は「へー」という顔をしていたが、何も言わないで私の話を聞いてくれた。

次に会ったときには、今度はその人の方から

「自分は、65才。脅迫性潔癖症なのだ」と話してくれた。

その次に会ったとき、その人は、長靴をやめて革靴になり、髪もきれいになってい

た。私が、言葉が見つからなくて「エーエー」とばかりいうので、その人は、「今度は自分が話題を考えてくる」といってくれた。

2週間ほどたって、また会った。

そのときは、朝の明るい陽射しの中を自転車に乗っていた。どこかに行くところのようだった。彼は、私には気づかず、さっそうと前を見て走っていった。彼はきっと元気になったと思った。

散歩は、いまも私の楽しみな時間だ。人との出会いを喜べることは、うれしいことだ。

家事もリハビリ

妻が、一週間ほど旅行（2014年の夏のこと）で家をあけることになった。妻は、その期間だけ、私を施設に入れることを考えていたが、私は家に残ることにした。といっても、食事は、妻が一週間分用意した献立を、指示通りにチンしたり、並べたりするだけだった。それでも、家事をすべて一人でやるのは、発症してからはじめてのこと。日々の家事は、リハビリそのものの。

その後も、たまに一人のときに目玉焼を作るだけである。料理がやれる自信になったかというと、そうでもない。料理は奥がふかいので大変だと実感する方が多かった。意識しないと何もできないことを痛感する。でも、追い込まないのも、大事だと思っている。

◇食器洗いや米とぎ
シンクで右手を添えるだけで、右手も食器や釜の固定に役だつことがわかった。そのときは、ほんとうにただ右手はブランとさげるだけだった。それが、いま（2016年4月）では、右手の親指にひっかけてわずかだが固定できるようになった。

◇目玉焼を作る
まず、卵を割る。小さいはちに玉子を割り入れるために、右手でかるくはちを固定するようにした。２個に１個は、黄味が割れるが、味には関係ないのでガマンする。カラが入ることが多いので、小さな破へんまでていねいに取る方がいい。

◇洗濯と洗濯干し

洗濯機の自動のスイッチを覚えて、なんとかやった。ところが、ハンガーで干すのがむずかしい。以下が洗濯干しの私の手順だ。

・まず机の前に座る。
・机の上にハンガーを逆さにひろげる。
・右手で洗濯物をちょっとだけ持ち上げて、左手ではさむ。右手が本当につかれる。これが最大の難所だ。
・ハンガーを上むきにして持ち上げ、干す。物干台に乗る準備も大変だった。

この3つをやるだけで、いつも使っていない筋肉を使うので、ヘトヘトになる。にわか一人暮らしは楽ではない。

日課でやっていたリハビリは、散歩以外は、けっきょく全部ダメになった。しかし、これはこれで、いい勉強になった。

◇風呂
体を洗うとき、右手でやれることはなんだろう。
①シャンプーを右手につけて、左手といっしょに頭を洗う。
②背中は、長いアカスリを両手で持ち、右手を固定するようにして、左手の力で洗う。
③右手も左手もつかって（右手はそえておくだけだが）足のすねを洗う。
ほかのところは、左手でやってもいいことにしている。

◇トイレの流しボタンと水道
発症してから5年ごろから、右手でやれることが多くはないが、すこしずつふえている。それでも、ボタンをタッチする動作は大変むずかしい。いまでも、日によってはできないこともある。水道の開け閉めも右手でやるようにしている。

◇ドアノブ

私の家には、ちがう種類のドアノブがトイレ、居間、寝室にある。その開け閉めを、ぜんぶ右手でやるのは、なかなかめんどうだ。

◇洗濯物たたみと正座

洗濯物たたみは男の根性をためすには、もってこいのものだ。たたみだけなら、机に座ったほうがいいのだが、正座のほうが足のためにもいいからやっている。健常者のときには、正座は10分もつづかなかった、いまでは、一時間でも平気になった。

このやり方を、2年以上続けていたところ、ある日、作業療法士（OT）から厳しい指摘を受けた。

「渡辺さんの場合、手足の緊張が一番悪いのに、正座は最悪ですよ」……と。私が、なぜ正座をするようになったのかは忘れたが、そういう思い込みや、間違いはある。ご用心、ご用心だ。

版画カレンダーのこと

発症してからはじめた版画カレンダーづくりは、４回を数えた。「カレンダーの準備はすすんでいる?」と聞かれることもふえた。もちろん版画は続けているが、散歩は、運動としてやると外のことはできなくなる。野鳥観察のときは時間を作ってやるが、今はときどきやる程度だ。

毎年作ってきたことでの待たれるうれしさはあるが、いろいろな迷いがでてきて、苦痛になることも多いというのが、いまの正直な気持ちだ。

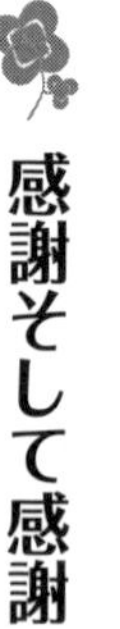

感謝そして感謝

最近の私は、まず人の話は聞かなくちゃと思う。

それは、自分だけでは、どうにも判断できないことがあるからだ。

ところが、発症前の私は、人の話には耳を傾けながらも、ルールやたてまえとしてやっているところがあった。

いまは、本当に必要になったから謙虚になったのだと思う。


失語症者は、自分が発症前より、ウソをついてもバレやすくなっていることに気づいている。そう、ウソはぜったいにつかない方がいいにきまっている。

自分の意思でぐいぐい突き進んできたのは、過去のことだ。精いっぱいがんばっているつもりでも、日々、さまざまなことに直面する。「こんなこと、やっていてもしょうがない。これで失語症が治るわけではない」という否定的な思いが、いまだに頭をもたげることがある。

そんなとき、私は、「それは、新しい壁にぶつかったということ、生きるためにはのりこえなければならない」と自分に言い聞かせる。

言葉にしても、片マヒにしても、一歩一歩の積み重ねのなかで生きるしかないのだ。そのうちクソ度胸みたいなものが生まれ、新しい自分が生まれてくるのかもしれない。新しい自分が楽しい。失語症になって、自分を見つめた分、新しい発見があるように思う。

あとがき

山口健司さんは私の親友です。（株）ＩＨＩに入社以来、いっしょにたたかってきた仲間の１人です。脳梗塞を発症した私をひたすら励まし、版画カレンダーを作成すれば、快く事務を引き受けてくれました。

ところが、山口さんが、緑内障にかかり、今年になって病状が悪化。失明一歩前と診断されました。山口さんは、それでもくじけませんでした。

一つの眼球の豆粒のような光を頼りに、また歩きはじめています。

私も負けないようにと思います。

今年（２０１６年）の始め、山口さんが本の泉社を訪ねました。

その折、代表の比留川さんから

「渡辺さんの失語症体験の本をだしましょう。書いてくれるように言ってください」

との依頼を受けたと、言ってくれました。

私は、内心「そんなこと、とても無理」と思っていました。

でも、それは、失語症者のことを知らせるまたとないチャンスだと思い直しました。

失語症になってから、新しい自分を生きるようになりました。日々書きためてきた「リハビリ日記」の延長のような気持ちでまとめてみることにしました。

こうして、増本STをはじめ、みなさんの励ましや後押しもあり、思いがけぬスピードで、本が出ることになりました。


この本が、たくさんの方々の手元に届き、健常者はもちろん、できれば本が苦手な失語症者にも、そうした私たちを支え、苦労を重ねているご家族のみなさんにも、ぜひ読んでもらいたいと思っています。

今年4月からは、障害者差別解消法（障害を理由とする差別の解消の推進に関する法律）ができました。これをきっかけに、失語症者の明るい未来も少しずつでも開かれることを願っています。

この7年間に知り合った失語症者や家族、医療関係者など、私に新しい人生をくれた方々に感謝の気持ちでいっぱいです。

また、長い間苦楽を共にしてきた仲間・友人の変わらぬ友情に感謝します。

最後に、母と弟、2人の子どもと孫たち、それに妻の恵子に「ほんとうに、ありがとう」を言いたいと思います。

2016年11月

渡辺　鋼

―― 関係団体連絡先 ――

特定非営利活動法人　日本失語症協議会（旧全国失語症友の会連合会）
〒167-0051
東京都杉並区荻窪 5-14-5-405
TEL：03-5335-9756
HP：http://www.japc.info
mail：office@japc.info

NPO 法人ゆずりはコミュニケーションズ
パソコン工房ゆずりは（失語症者が働く作業所）
〒167-0051
東京都杉並区荻窪 1-20-15
TEL：03-6383-5364
HP：http://p-yuzu.com
mail：p-yuzu@agate.plala.or.jp

和音（ＮＰＯ法人言語障害の社会参加を支援するパートナーの会）
〒171-0042
東京都豊島区高松 2-48-3 杏コート W100 号
TEL：03-3958-1970
HP：http://npowaon.jp
mail：npowaon@live.jp

●著者紹介

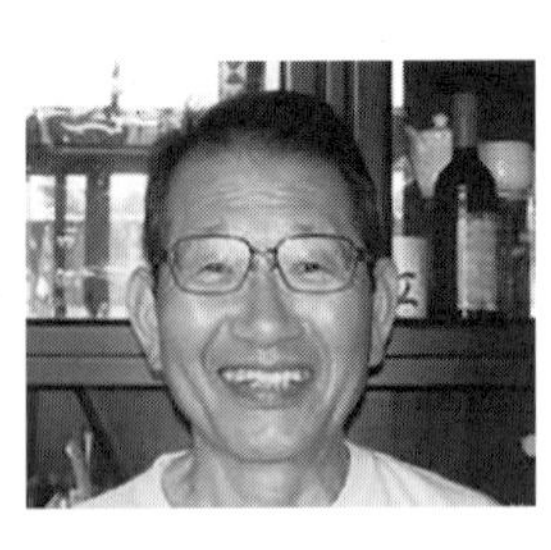

渡辺鋼(わたなべ こう)
1943 年生まれ。
2009 年脳梗塞を発症。失語症と右片マヒが残る。
2010 年失語症サークル「若竹」の会員。
2013 年~版画カレンダーを作成。
2014 年~「若竹」で失語症者の詩作りと群読に挑戦。

渡辺鋼ホームページ
koh-shitsugosho.jimdo.com

失語症の詩
――失語症・片マヒ で・も・や・れ・る

二〇一六年 一二月 一七日 第一刷発行

著 者 渡辺 鋼
発行者 比留川 洋
発行所 本の泉社
〒113-0033
東京都文京区本郷二-二五-六
Tel 〇三(五八〇〇)八四九四
FAX 〇三(五八〇〇)五三五三
http://www.honnoizumi.co.jp/
DTPデザイン:杵鞭真一
印刷 (株)新日本印刷
製本 (株)村上製本

©2016, Koh Watanabe Printed in Japan
本書のコピー、スキャン、デジタル化等の無断複製は著作権法上の例外を除き禁じられています。

ISBN978-4-7807-1601-6 C0047